老年眼病
诊断与治疗

总主编　王韬 教授
中国科普作家协会　医学科普创作专委会主任委员

主编 —— 朱皓皓

上海科学技术文献出版社
Shanghai Scientific and Technological Literature Press

图书在版编目（CIP）数据

老年眼病诊断与治疗 / 朱皓皓主编 . —上海：上海科学技术文献出版社，2023

（健康中国·家有名医丛书）

ISBN 978-7-5439-8550-6

Ⅰ. ①老… Ⅱ. ①朱… Ⅲ. ①老年病—眼病—诊疗—普及读物 Ⅳ. ① R77-49

中国版本图书馆 CIP 数据核字 (2022) 第 046855 号

选题策划： 张　树
责任编辑： 苏密娅
封面设计： 留白文化

老年眼病诊断与治疗
LAONIAN YANBING ZHENDUAN YU ZHILIAO
主编　朱皓皓
出版发行：上海科学技术文献出版社
地　　址：上海市长乐路 746 号
邮政编码：200040
经　　销：全国新华书店
印　　刷：商务印书馆上海印刷有限公司
开　　本：650mm×900mm　1/16
印　　张：13.5
字　　数：137 000
版　　次：2023 年 1 月第 1 版　2023 年 1 月第 1 次印刷
书　　号：ISBN 978-7-5439-8550-6
定　　价：38.00 元
http://www.sstlp.com

"健康中国·家有名医"丛书总主编简介

王 韬

上海市同济医院急诊医学部主任兼创伤中心主任,上海领军人才,全国创新争先奖状、国家科技进步奖二等奖获得者,国家健康科普专家库首批成员,中国科协辟谣平台专家,国家电影局科幻电影科学顾问,中国科普期刊分级目录专家委员会成员,中国科普作家协会医学科普创作专委会主任委员,中华医学会《健康世界》杂志执行副总编。

老年眼病诊断与治疗
作者简介

朱皓皓

复旦大学附属上海市第五人民医院眼科副主任。上海市医学会视光学专科分会委员，上海市医师协会眼科医师分会委员，上海市眼科质控中心委员，上海市医学会眼科学会青年委员，上海医学会眼科学会区县学组成员，上海市闵行区眼科质控中心主任。擅长眼科常见病及疑难重症的诊治，尤其在青光眼、白内障、眼外伤等方面有专长。发表多篇 SCI 和国家级核心期刊论文，承担上海市科委和闵行区科委科研项目多项，承担 2 项上海市公共卫生体系建设三年行动计划示范性项目。

"健康中国·家有名医" 丛书编委会

本书编委会

总　序

　　近日，中共中央办公厅、国务院办公厅印发了《关于新时代进一步加强科学技术普及工作的意见》，从加强科普能力建设、促进科普与科技创新协同发展等七个方面着重强调了科普是国家和社会普及科学技术知识、弘扬科学精神、传播科学思想、倡导科学方法的活动，是实现创新发展的重要基础性工作。这是对新时代科普工作提出新的明确要求，是推动新时代科普创新发展的重大契机。为响应号召，推进完成在科普发展导向上强化战略使命、发挥科技创新对科普工作的引领作用、发挥科普对于科技成果转化的促进作用的三大重要科普任务；促进我国科普事业蓬勃发展，营造热爱科学、崇尚创新的社会氛围，构建人类命运共同体，上海科学技术文献出版社特此策划推出"健康中国·家有名医丛书"。

　　健康是人最宝贵的财富，然而疾病是其绕不开的话题。随着社会发展，在人们物质水平提高的同时，这让更多人认识到健康的重要性，激发了全社会健康意识的觉醒。对健康的追求也有着更高的目标，不再局限于简单的治已病，而是更注重"未病先防、既病防变、愈后防复"。多方面的因素使得全民健康成为"热门"话题。

　　现代社会快节奏和高强度的生活方式，使我们常常处于亚健康状态。美食诱惑、运动不足、嗜好烟酒，往往导致肥胖，诱发高血压、高血脂、高血糖、高尿酸乃至冠心病、脑卒中，甚至损伤肺功能，造成肾功能衰退，而久病卧床又会造成肺炎、压疮、下肢血管栓塞等衍生疾病……凡此种种，严重影响人们的健康生活。

　　"经济要发展，健康要上去"，是每个老百姓的追求。"健康中

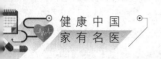
国"不是一个口号，也不是一串数字。人民健康是民族昌盛和国家富强的重要标志，健康是人们最具普遍意义的美好生活需要。该丛书遴选临床常见病、多发病，为广大读者提供一套随时可以查阅的医学科普读物。

这套丛书，为广大读者提供一份随时可以查阅的医学手册，帮助读者了解与疾病预防治疗相关的各类知识，探索疾病发生发展的脉络，为找寻最合适的治疗方法提供参考。为全社会健康保驾护航，让大众更加关注基础疾病的治疗，提高机体免疫力。在为患者答疑解惑的同时，也传递了重要的健康理念。

本丛书秉承上海科学技术文献出版社曾经出版的"挂号费"丛书理念，作为医学科普读物，为广大读者详细介绍了各类常见疾病发病情况，疾病的预防、治疗，生活中的饮食、调养，疾病之间的关系，治疗的误区，患者的日常注意事项等。其内容新颖、系统、实用，适合患者、患者家属及广大群众阅读，对医生临床实践也具有一定的参考价值。本丛书版式活泼大气、文字舒展，采用一问一答的形式，逻辑严密、条理清晰、方便阅读，便于读者理解；行文深入浅出，对晦涩难懂的术语采用通俗表达，降低阅读门槛，方便读者获取有效信息，是可以反复阅读、随时查询的家庭读物，宛若一位指掌可取的"家庭医生"。

本丛书诚邀上海各三甲医院专科医生担任主编撰稿，每册书十万余字，一病一书，精选最为常见和患者最为关心的内容，删繁就简，避免连篇累牍又突出重点。本套"健康中国·家有名医"丛书在2020年出版了第一辑21册，现在第二辑27册也顺利与广大读者见面了。

这是一份送给社会和大众的健康礼物，看到丛书出版，我甚是欣慰。衷心盼望丛书可以让大众更了解疾病、更重视健康、更懂得未病先防，为健康中国事业添砖加瓦。

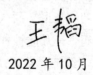

2022 年 10 月

目　录

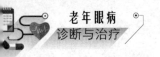

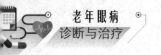

眼的解剖知识

眼球是一个球体吗

　　人的眼睛位于眼眶内,后端由视神经与脑相连,外形上近似球形。眼球的构造主要为眼球壁和眼球内容物两部分组成。眼球壁可分为外、中、内三层。外层为纤维膜,厚而坚韧,由致密结缔组织构成,为眼球的外壳,也就是通常人眼可以看见的眼球部分。它的前1/6为透明的角膜,因其内虹膜组织的颜色而外观上表现为黑色,俗称"黑眼珠",其余5/6为白色的巩膜,俗称"眼白"。角膜犹如手表的表盘嵌于巩膜组织中,眼球外层起维持眼球形状和保护眼内组织的作用;眼球壁中层为葡萄膜,位于纤维膜与视网膜之间,富含血管和色素细胞,有营养眼内组织的作用,并形成暗的环境,有利于视网膜对光的感应,葡萄膜由后向前分为脉络膜、睫状体和虹膜3部分,而虹膜中央透光的孔就是我们平时可以肉眼观察到的瞳孔;视网膜居于眼球壁的最内层,是一层透明的薄膜,视网膜由色素上皮层和神经感觉层组成,神经感觉层上分布有许多对光线敏感的细胞,能感受光的刺激,色素上皮层与脉络膜紧密相连,由色素上皮细胞组成,它们具有支持和营养光感受器细胞、遮光、散热以及再生和修复等作用。

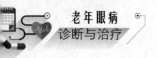
眼球的内容物及它们的异常会产生哪些问题

　　眼球内容物是位于眼球内部的一些无色透明的屈光结构，包括房水、晶状体和玻璃体。三者均透明而又有一定屈光指数，是光线进入眼内到达视网膜的通路，它们与角膜一起构成眼的屈光系统。房水为无色透明液体，充满于眼的前后房内，主要由睫状体分泌产生，然后在眼前房的周边进入巩膜静脉窦而至眼静脉，眼房水有运输营养物质以营养角膜、晶状体及玻璃体，并带走代谢产物，参与屈光和调节眼压的作用，当房水排出的结构或功能异常时，房水排出受阻，眼内压升高，导致青光眼发生。晶状体为富有弹性的透明体，形如双凸透镜，位于虹膜之后、玻璃体之前，周边由晶状体悬韧带连于睫状突上，其实质由多层纤维构成。晶状体曲度过大，使物像落在视网膜前方，形成近视；晶状体曲度过小，使物像落在视网膜后方，形成远视；而晶状体的混浊就是我们熟知的白内障。玻璃体为无色透明的胶冻样物质，主要成分为水，玻璃体有屈光作用，也起支撑视网膜的作用，玻璃体发生混浊，就是俗称的"飞蚊症"。

视网膜是在眼球的哪里

　　视网膜居于眼球壁的最内层，是一层透明的薄膜，由内层的神经上皮和外层的色素上皮组成,具有很精细的网络结构及丰富的代谢和生理功能。视网膜就像一架照相机里的感光底片,专门负责感光成像。既要捕捉外界的光,又要对光所引起的刺激进行处理,将光子转换为电刺激,经神经细胞的传递,沿视路将视信息传递到视中枢形成视觉,这样在我们的头脑中建立起图像。视网膜共分为十层,其中九层属于神经上皮,是眼睛的感光层,在神经上皮层外为色素上皮层,两层之间存在着潜在的间隙,在病理情况下会分开,造成视网膜脱离。

黄斑是什么"斑"

视网膜后极部上下血管弓之间的区域称为黄斑,因中央无血管的凹陷区富含叶黄素使其外观色略黄而得名。通常位于眼底视神经盘的颞侧 3 mm 处并稍下方。黄斑中央的凹陷称为中心凹,是视力最敏锐的地方。由于黄斑处于人眼的光学中心,因此眼睛所注视的目标投影于黄斑区的中央凹处。黄斑部位的功能主要与精细视觉及色觉等视功能有关。一旦黄斑区出现病变,常常出现视力下降、眼前黑影或视物变形等视觉方面的障碍。主要症状表现为中心视力减退、有中心暗点、视物变形等,眼底检查可见在黄斑部有渗出、出血、萎缩、裂孔等表现。一般情况下,人眼的视力检查,就是查黄斑区的视觉能力。黄斑区以外的视网膜视力通常是极其低下的。

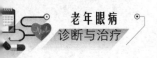

什么是眼底杯/盘比

视网膜由黄斑向鼻侧约 3 mm 处有一直径约 1.5 mm 境界清楚的淡红色圆形盘状结构,称为视神经乳头,也叫视神经盘,简称视盘。这是视网膜上视觉纤维汇集后穿出眼球的部位,是视神经的始端。因为该处无感光细胞,所以无光的感受作用,在视野中形成生理盲点。但正常时由于用两眼看物,一侧眼视野中的盲点可被对侧眼的视野所补偿,因此人们并不会感觉到自己的视野中有盲点存在。正常视盘呈椭圆形,淡红色,边界清楚。中央有凹陷,色泽稍淡,称为生理凹陷,即视杯。视杯的直径与视盘直径的比,称为杯/盘比(C/D),正常 C/D 一般不大于 0.3。

重度白内障可以从外面看见吗

晶状体混浊称为白内障。老化、遗传、代谢异常、外伤、辐射、中毒和局部营养不良等均可引起晶状体囊膜损伤,使其渗透性增加,丧失屏障作用,或导致晶状体代谢紊乱,使晶状体蛋白发生变性,形成混浊。白内障的主要症状为视物模糊,可有畏光、看物体颜色较暗或呈黄色,甚至复视(双影)及看物体变形等。这些视力障碍症状与晶状体混浊程度和部位有关。严重的白内障可致盲。因晶状体为眼球内容物之一,位于眼球内部,轻度及中度的混浊是从眼球外部用肉眼观察不到的,需由眼科医生借助眼科仪器检查发现,而重度混浊的晶状体呈瓷白色,可由瞳孔区看出,即白瞳症。

翼状胬肉就是白内障吗

　　人们通常所称的位于眼球表面或黑眼珠上的淡红色膜状物(翳子)并不是白内障,而是俗称"鱼肉"的翼状胬肉,中医称"胬肉攀睛"。它是一种很常见的结膜变性疾患。为睑裂区球结膜及其下组织的慢性炎症性病变,发生变性、肥厚、增生,向角膜缘发展,呈三角形,如翼状,故名。翼状胬肉日渐增大可侵犯角膜,甚至可覆盖至瞳孔区而严重影响视力。多见于户外劳动者,以渔民、农民发病最多,可能与风尘、日光、烟雾等长期的慢性刺激有关。一般可不予处理,但若胬肉侵及瞳孔区影响视力时需采取手术切除治疗。需要注意的是,本病术后复发率较高。

房水是什么样的水

　　房水为无色透明的液体,属于组织液的一种,充满后房和前房,有 0.15~0.3 ml,其主要成分是水,占总量的 98.75%。房水的运动处于动态平衡中,它由睫状体的睫状突上皮产生,经后

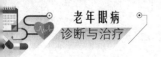

房—瞳孔—前房—前房角—小梁网—Schlemm 管,再经集液管和房水静脉,最后进入巩膜表层的睫状前静脉排出,进入血液循环。房水的产生及排出是循环往复的过程。房水具有营养作用,它为虹膜、角膜和晶状体提供营养;房水也具有维持眼内压的功能。眼的内部压力,即眼内容物对眼球壁所产生的均衡压力,取决于眼内容物的体积,但由于其他两个眼内容物(晶状体和玻璃体)体积基本保持不变,因此眼压就和眼内房水的量休戚相关。眼睛的房水系统,可以与水龙头总是打开的洗涤槽相比,眼睛的房水引流通道就像与洗涤槽连接的排水管道。如果洗涤槽正常工作,从水龙头出来的水顺利地从洗涤槽排出,洗涤槽内的储水量保持稳定;如果眼睛的房水系统工作正常的话,房水生成量应正好等于房水的排出量。眼内压在一天内的不同时间会有变化,但一般都保持在安全范围内。如果房水生成过多或者排出减少,就会造成眼内液体增加而导致眼内压力升高,眼压升高会损害视神经,引起视野缩小,最终导致失明。这种因眼内压力升高造成视神经萎缩和视野缺损的眼病就是青光眼。

多喝水与房水的多少有关吗

很多人说青光眼患者要尽量少喝水,喝水多了眼压会升高,这是完全错误的观点。产生这样的看法可能源于两点:1.青光眼主要是眼压升高导致的眼病,而眼压与房水(眼内的一种流动液体)密切相关,"房水"既然是"水",那么少喝水或不喝水就可以控制眼压。2.早年对原发性开角型青光眼的辅助诊断中有一种诱发试验叫"饮水试验",即通过短时间内大量饮水(5 min 喝1 000 ml来诱发眼压升高,患者因此错误地认为少喝水甚至不喝水,眼压就不会升高。其实,与眼压有关的房水不是直接来源于血液里的水,它是眼内特殊组织——睫状体主动分泌生成的。而且,像"饮水试验"那样在 5 min 内猛喝 1 000 ml 水的情况在日常生活中是不会发生的,适量喝水绝不会引起眼压升高。如果青光眼视神经损害与血液循环不良(高血黏度等)有关,适当饮水还可促进机体新陈代谢,对改善病情有帮助。

瞳孔有哪些作用

眼睛中的虹膜呈圆盘状,中间有一个供光线进出的小圆孔,这就是我们平时所说的瞳孔,也叫"瞳仁"。它在亮处缩小,在暗处散大,以调节进入眼内的光线的数量。

虹膜由多单位平滑肌构成:在瞳孔周围的是环形肌层,受动眼神经中的副交感神经纤维支配,收缩时使瞳孔缩小,故又称瞳孔括约肌;虹膜的外围部分是辐射状肌纤维,受由颈部上行的交感神经纤维支配,收缩时使瞳孔散大,故又称瞳孔散大肌。瞳孔括约肌和瞳孔散大肌,是人体中极少数由神经外胚层分化而来的肌肉。这两种肌肉相互协调,彼此制约,一张一缩,以适应各种不同的环境。

瞳孔大小可以控制进入眼内的光量。一般人瞳孔的直径为

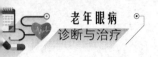

1.5～8.0 mm。假定人由光亮处进入暗室时瞳孔直径可增加5倍,那么瞳孔的受光面积应增大25倍。可见瞳孔通过大小的变化,保持在不同光照情况下进入眼内的光量恒定的作用。但暗室中较强阳光照射的光照强度实际减弱约100万倍,因而单靠瞳孔大小的改变,远不足以使进入眼内的光量保持恒定。事实上,人眼在不同的亮度情况下是由视网膜中不同的感光细胞来接受光刺激的,在暗光处起作用的视杆细胞对光的敏感程度要比在亮光处起作用的视锥细胞强得多,因此在暗处看物,只需进入眼内的光量适当增加即可。

瞳孔就像照相机里的光圈一样,可以随光线的强弱而缩小或变大。我们在照相的时候都知道,光线强的时候,把光圈开小一点;光线暗时则把光圈开大一点,始终让足够的光线通过光圈进入相机,并使底片曝光,但又不让过强的光线损坏底片。瞳孔也具有这样的功能,只不过它对光线强弱的适应是自动完成的。通过瞳孔的调节,始终保持适量的光线进入眼睛,使落在视网膜上的物体形象既清晰,而又不会有过量的光线灼伤视网膜。瞳孔虽然不是眼球光学系统当中的屈光元件,但在眼球光学系统当中起着重要的作用。瞳孔不仅可以对明暗做出反应,调节进入眼睛的光线,也影响眼球光学系统的焦深和球差。

瞳孔的大小除了随光线的强弱变化外,还与年龄大小、屈光、生理状态等因素有关。

一般来说,老年人瞳孔较小,而幼儿至成年人的瞳孔较大,尤其在青春期时瞳孔最大。近视眼患者的瞳孔大于远视眼患者。情绪紧张、激动时瞳孔会开大,深呼吸、脑力劳动、睡眠时瞳孔就缩小。此外，当有某些疾病或使用了某些药物时，瞳孔也会开大或缩小，如颅内血肿、颅脑外伤、大脑炎、煤气中毒、青光眼等，或使用了阿托品、去氧肾上腺素等药物时，都可使瞳孔开大；脑桥出血、肿瘤、有机磷中毒、虹膜睫状体炎等，或使用了毛果芸香碱、吗啡等药物时，都可使瞳孔缩小。

瞳孔是前后房水的通路，一旦闭锁，就会使眼内房水的流通发生障碍，从而造成眼压升高，形成继发性青光眼。因此瞳孔的开大或缩小在临床上具有重要的意义。

瞳孔在光照下，引起孔径变小，称为直接对光反射。如光照另一眼，非光照眼的瞳孔引起缩小，称为间接对光反射。视近物时，因调节和辐辏而发生的瞳孔缩小，称为瞳孔近反射。

结膜炎都是红眼病吗

结膜炎就是临床上常见的症状是"红眼睛"，但"红眼睛"不一定是结膜炎，"红眼睛"一般见于以下 3 种情况：

1. 结膜下出血。球结膜下小血管破裂，形成局部的小血斑，多数无其他症状，大都因高血压动脉硬化、凝血功能不良及局部血管炎症或脆性增加、用力屏气或外伤所致。

2. 结膜充血。球结膜或上下眼睑结膜呈弥漫性鲜红色调，是结膜充血。多数会伴有分泌物增多、流泪、畏光，可见于急慢性结膜炎、理化因子刺激等，症状轻重不一。

3. 睫状充血。角膜周围的球结膜呈暗红色充血，距角膜越

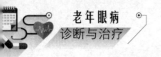
近颜色越深,称为睫状充血。多伴有流泪、眼痛、视力下降,但无明显的分泌物增多。这大多数是由角膜炎、虹膜炎、葡萄膜炎、青光眼、角膜外伤等疾病或异物造成。出现这种情况,必须立即去眼科就诊。

引起"红眼睛"的常见疾病如下:

1. 急性结膜炎。病因:为细菌、病毒感染所引起的一种常见的流行性眼病,传染性强。症状:起病急,双眼同时或先后发病,患眼有刺痛、痒、异物感,重者有畏光及灼热感,视力一般不受影响。体征:眼睑红肿,结膜充血,分泌物多为细菌性、黏液性或脓性。早晨起来眼睛被分泌物封闭。病毒性感染的分泌物多为水样,且可伴有角膜病变,耳前、颌下淋巴结肿大及压痛。治疗:本病有很强的传染性,应预防隔离,毛巾、手帕不要相互使用,脸盆用后应冲洗干净并消毒。保持眼部清洁,分泌物多时可用清水冲洗,局部滴用抗生素、抗病毒药物。如有发热、头痛等全身症状,应结合内科治疗。

2. 急性虹膜睫状体炎。病因:虹膜睫状体炎的发病原因很复杂,大多病因不明,可能与自身免疫病如风湿以及结核、梅毒、病毒感染等有关。症状:视力下降伴有明显的畏光、流泪、疼痛,疼痛可放射到眉弓、颞部及额部。体征:眼睫状充血或混合充血,角膜后有沉淀物(简称KP),房水混浊,虹膜肿胀,瞳孔缩小或不规则,对光反射迟钝,部分虹膜与晶状体发生后粘连;眼压一般正常,但有时会增高或降低。治疗:积极寻找病因,对病因进行治疗。局部用1%阿托品眼药水扩瞳、热敷、激素眼药水滴眼或球结膜下注射,严重的患者需全身静脉注射或口服激素类药物。

3. 角膜炎。病因：大多数角膜炎是由外来感染引起的。轻微的角膜外伤常是感染的诱因。常见的致病原为细菌、真菌、病毒等。另外角膜免疫功能不全或营养不良均可引起角膜炎。症状：患眼疼痛、异物感、眼睑痉挛、怕光、流泪、视力骤降等。体征：不同病因引起的角膜炎各有特点，但基本体征为眼睑痉挛水肿、结膜充血明显、球结膜混合充血伴水肿、角膜出现混浊或溃疡形成、角膜后可见沉淀物、前房内可有积脓等。治疗：治疗角膜炎首先要去除病因。大多数角膜炎为感染引起，所以选用适当的抗菌药及抗病毒药很重要。我们可根据各种角膜炎不同的临床特点、分泌物或溃疡组织涂片染色及细菌培养、药物敏感试验等，来明确病因诊断。如为细菌性角膜炎，可用广谱抗菌药，如为绿脓杆菌引起的，可加用妥布霉素、多黏菌素及黏菌素等。真菌性角膜炎可用两性霉素 B、金褐霉素等抗真菌药。病毒性角膜炎可用阿昔洛韦、更昔洛韦等，给药途径可局部滴用或球结膜下注射。另外可辅以 1% 阿托品眼药水散大瞳孔，麻痹睫状肌以止痛，防止虹膜后粘连。局部热敷，用眼垫包扎，对止痛、促进局部血循环、促使炎症的消退及溃疡愈合有一定的帮助。病因一时难以确定者，可采用广谱抗菌药或多种抗菌药联合治疗。

4. 急性闭角型青光眼。病因：发病原因较复杂，女性为男性的 2～4 倍，多发生于中老年妇女，为双眼疾病，与遗传有一定的关系。主要是因眼球的房角关闭，房水排出途径受阻，眼压升高所致。症状：视力突然下降，眼部剧烈疼痛，同侧偏头痛，可伴有恶心呕吐（易误诊为胃肠道疾病）。体征：眼睑和球结膜水肿，球结膜显著混合充血，角膜水肿呈云雾状，前房极浅，虹膜水肿，瞳

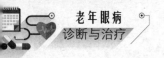
孔散大,光反射消失,眼压很高,可大于 60 mmHg。治疗:急性闭角型青光眼发病急剧,病情严重,可在短时间内失明,故应及时抢救,尽可能在 24～48 h 内控制眼压。原则上先用药物控制眼压,尽早采用手术治疗。降低眼压的药物主要有 20％甘露醇液、50％的甘油、乙酰唑胺片等。

5. 球结膜下出血。病因:大都因高血压、动脉硬化,凝血功能不良及局部血管炎症或脆性增加,用力屏气或外伤所致。症状:患者一般无不适,偶有轻度酸痛,往往是无意中或旁人发现后才知道。体征:在球结膜上可见点状或片状出血,压迫不退色,新鲜时为鲜红色,较陈旧者为暗红色。治疗:可口服维生素 C、复方路丁片,如有高血压可服用降压药,新鲜出血时可行冷敷,出血稳定后改行热敷以加快吸收,一般 2～3 周会自行消退。

综上所述,造成红眼睛的疾病多种多样,眼睛红不一定是结膜炎哦。

角膜的结构你知道吗

角膜是位于眼球外壁的一层透明膜,约占纤维膜的前 1/6,从后面看角膜呈正圆形,从前面看为横椭圆形。成年男性角膜横径平均值为 11.04 mm,女性为 10.05 mm,竖径平均值男性为 10.13 mm,女性为 10.08 mm,3 岁以上儿童的角膜直径已接近成人。中央瞳孔区约 4 mm 直径的圆形区内近似球形,其各点的曲率半径基本相等,而中央区以外的中间区和边缘部角膜较为扁平,各点曲率半径也不相等。从角膜前面测量,水平方向曲率半径为 7.8 mm,垂直方向为 7.7 mm,后部表面的曲率半径为 6.22～6.8 mm。角膜厚度各部分不同,中央部最薄。

角膜是眼睛最前面的透明部分,覆盖虹膜、瞳孔及前房,并为眼睛提供大部分屈光力,光线便可准确地聚焦在视网膜上构成影像。

角膜有十分敏感的神经末梢,如有外物接触角膜,眼睑便会不由自主地合上以保护眼睛,也就是所谓的角膜反射。为了保持透明,角膜并没有血管,透过泪液及房水获取养分及氧气。

角膜分为五层,由前向后依次为:上皮细胞层、前弹力层、基质层、后弹力层、内皮细胞层。上皮细胞层厚约 50 μm,占整个角膜厚度的 10%,由 5～6 层细胞所组成,角膜周边部上皮增厚,细胞增加到 8～10 层;前弹力层是一层特殊的膜,用电镜观察,显示该膜主要由胶原纤维所构成;基质层由胶原纤维构成,厚约 500 μm,占整个角膜厚度的 90%,共包含 200～250 个板层,板层相互重叠在一起,板层与角膜表面平行,板层与板层之间也平行,保证了角膜的透明性;后弹力层是角膜内皮细胞的基底膜,很容易与相邻的基质层及内皮细胞分离,后弹力层坚固,对化学物质和病理损害的抵抗力强;内皮细胞为一单层细胞,约由 40 万个六边形细胞所组成,细胞高 5 μm,宽 18～20 μm,细胞核位于细胞的中央部,为椭圆形,直径约 7 μm,内皮细胞从生下到死亡不能再生,靠其他内皮细胞的扩大和移行来填补。

随年龄的增长,一些类脂质可沉着于角膜周边部基质内,形成角膜老年环。起初浑浊出现在角膜的上下方,逐渐发展为环

形。该环呈白色,通常约1 mm宽,外侧边界清楚,内侧边界稍模糊,与角膜缘之间有透明角膜带相隔。

结膜的结构你了解吗

结膜为衬贴于眼睑内面和眼球表面的一层柔软、光滑而透明的薄膜。在正常活体上,结膜红润,透过之可观察到其深面的毛细血管;不同程度贫血,可见结膜变浅或变苍白;在炎症时,结膜充血,称为结膜炎,是临床常见病、多发病。

结膜根据其分布部位不同,可分为睑结膜和球结膜。睑结膜覆盖眼睑的内面;球结膜覆盖眼球巩膜的表面,前端附着于角膜巩膜缘,两者在眼球的后部相互延续形成结膜穹隆部,分别为结膜上、下穹隆。当闭眼时,形成密闭的结膜囊,保护眼球,并协助将泪液引流到泪道。

眼外肌和眼内肌有什么区别

眼外肌是附着于眼球外部的肌肉,与眼内肌(睫状肌、瞳孔开大肌和括约肌)系相对的名称。

眼外肌是专司眼球运动的横纹肌,每眼各有6条,按其走行方向分直肌和斜肌,直肌4条即上、下、内、外直肌;斜肌2条是上斜肌和下斜肌。

四条直肌均起始于眶尖部视神经孔周围的总腱环。各肌的肌纤维自成一束,包围视神经分别向前展开,附着在眼球赤道前方,距角膜缘不同距离的巩膜上。内、下、外、上直肌分别附着于角膜缘后 5.5 mm、6.5 mm、6.9 mm、7.7 mm 处。

上斜肌也起始于总腱环,沿眶上壁与眶内壁交角处前行,在接近眶内上缘处变为肌腱,穿过滑车的纤维环,然后转向后外方经过上直肌的下面,到眼球赤道部后方,附着于眼球后外上部。下斜肌起源于眶壁的内下侧,然后经下直肌与眶下壁之间,向外伸展至眼球赤道部后方,附着于眼球的后外侧。

眼外肌的血液由眼动脉的肌支供给。

六条眼外肌的作用及神经支配如表1。

表 1 眼外肌的作用及神经支配

肌　肉	主要作用	次要作用	神经支配
外直肌	外转		外展神经
内直肌	内转		动眼神经
上直肌	上转	内转同旋	动眼神经
下直肌	下转	内转外旋	动眼神经
下斜肌	上转	外转外旋	动眼神经
上斜肌	下转	外转内旋	滑车神经

以上各条眼外肌对眼球的作用,是指眼球向正前方时而言。当变动眼位时,各肌的作用也有所变动。眼球的每一运动,是各肌协作共同完成的,两眼的运动也必须协调一致。

眼内肌包括睫状肌、瞳孔散大肌和括约肌,瞳孔散大肌和括约肌在"瞳孔有哪些作用"一节已作介绍;睫状肌是位于眼睛内

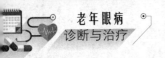

部呈环形的平滑肌,作用是改变晶状体的形状,以向近或远距离的东西对焦。当我们要把远距离的东西对焦时,睫状肌便会自然放松,把晶状体定位的韧带拉紧,这样晶状体就会变得扁平和纤薄些,减低晶状体的对焦能力,有助我们观看远距离东西;若是看近处,睫状肌就会收缩,晶状体变厚,如果持续看近物久了会造成睫状肌痉挛,导致加重近视度数。比如,在操作计算机时,看文件、输入文字、抬头看屏幕等重复动作使眼球活动极其频繁,这些动作都得靠眼球内肌肉——睫状肌的控制。青少年如果长期近距离用眼或不注意用眼卫生,久而久之会造成睫状肌的调节功能下降,晶状体不能正常工作,从而导致青少年假性近视。

眼睑对我们重要吗

眼睑俗称眼皮,位于眼球前方,构成保护眼球的屏障。眼睑分上睑和下睑,上、下睑之间的裂隙称睑裂。睑裂的内、外侧端分别称内眦和外眦。内眦呈钝圆形,附近有一微陷的空间,叫作泪湖,泪湖底上有粉色的隆起称为泪阜。上、下睑的内侧端各有一小突起,突起的顶部有一小孔,称为泪点,是泪小管的开口处。

眼睑由浅及深分别是皮肤层、皮下组织层、肌层、纤维层和睑结膜层:1.皮下组织,为疏松结缔组织、易水肿;2.肌层,主要是眼轮匝肌和提上睑肌;3.纤维层,包括睑板和眶隔两部分。

上、下睑都有前、后两面。前面为皮肤,后面为结膜。两者之间有皮下组织、肌层和纤维层。前后两面移行部称为睑缘。睑缘有睫毛2~3行,上下睫毛均弯曲向前,故闭眼时并不妨碍睑裂的关闭。睫毛有防止灰尘进入眼内和减弱强光照射的作用。睫毛根部有睑板腺,此腺的急性炎症即是睑腺炎,俗称"麦粒肿"。眼睑的皮肤菲薄,是全身皮肤最薄的部位,容易形成皱褶。老年人皮下组织疏松,加上高血压等疾病影响,易出现突起的眼睑肿胀明显。肌层主要是眼轮匝肌的睑部、提上睑肌和 Muller肌,主要起开闭睑裂的作用。睑板由致密结缔组织构成,呈半月形,其向四周延伸成一薄层富有弹性的结缔组织膜即是眶隔,当临床上手术时若损伤眶隔,造成眶内脂肪脱出。睑板内有许多睑板腺,与睑缘成垂直排列,并开口于睑缘。睑板腺分泌油样液体,有润滑睑缘防止泪液过度蒸发的作用。睑板腺被阻塞时,形成睑板腺囊肿,亦称霰粒肿。睑结膜层是覆盖于眼睑的后表面和眼球前部的黏膜,睑结膜紧贴于睑板的后面。

随着年龄的增长,眼睑皮肤缓慢松弛,可出现眼部皱纹增多,眶隔松弛,眶内脂肪脱出,可呈现"肿眼泡"的外观。轻度的皮肤松弛使老年人双重睑消失,进一步发展可使眼部外观呈现三角形(俗称"三角眼"),严重的眼睑皮肤松弛可以将睑裂大部分遮挡,严重影响视野。

什么是上睑下垂

成年时期,睁眼时上睑缘遮盖角膜上缘 1.5~2.0 mm,下睑

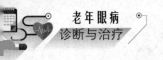
缘则与角膜下缘相切，一般来说上睑缘位于上方角膜缘和上方瞳孔缘之间即为正常。

由于提上睑肌和 Muller 肌功能不全或丧失，或其他原因所致的上睑部分或全部不能提起，致使一侧或双侧的上睑明显低于正常位置，遮挡部分或全部瞳孔者称上睑下垂。

眼睛是怎样看见景物的

我们知道，每个人都有一双眼睛，每个人都在使用这双眼睛。然而眼睛是怎样看见东西的？生理学的知识告诉我们，人的视觉是由眼、视神经和视觉中枢的共同活动完成的。眼是视觉的外周器官，是以光波为适宜刺激的特殊感官。外界物体发出的光，透过眼的屈光介质发生折射，在眼底视网膜上形成图像；视网膜受光的刺激后，在视细胞内引起一系列物理、化学变化，并产生一个电位变化，这个电位变化称为感受器电位，经过双极细胞等的传递，可使神经节细胞产生脉冲信号，并把光能转变成神经冲动，再通过视神经将冲动传入视觉中枢，从而产生视觉。所以，眼睛兼具屈光成像和感光换能 2 种作用。

人的眼睛就好比一架照相机，也有类似于照相机的镜头、光圈、暗箱、底片和调节装置。角膜和晶状体相当于镜头，瞳孔相当于光圈，脉络膜相当于暗箱，视网膜相当于底片。不过随着科技的进步和我们对于眼睛的了解，人们发现用数码相机的原理来解释眼睛的视物过程更合乎情理。数码照相机的工作原理是,光线经过一个固定的透镜把图像聚焦在成像光电传感器芯片的表面,芯片将图像分解成总数约100万个的像素,并将照射到每个像素上的光转换成电荷,再变换成电压。然后再将代表图像的电压矩阵送到微处理器中进行加工处理,随之形成了图像。这个过程可以连续地进行——即数码相机可以连续拍摄(也可以当作摄像机来使用),这与人眼视物的过程是相符的。人的眼睛有类似镜头与光圈的角膜、晶状体和瞳孔,光线经过角膜、晶状体和瞳孔后到达视网膜,视网膜将图像分解到1.23亿个光感受器细胞上,再变换成电压,代表图像的电压矩阵被送到大脑进行加工处理,然后就形成了我们非常熟悉的——视觉。如果我们把眼睛视网膜上的每一个光感受器细胞(锥体细胞与杆体细胞)看作为一个P—N结,那么视网膜上就分布了大约1.23亿个P—N结,当可见光照射到这些P—N结上时,就产生了光生电子,这些光生电子,汇集在一起就形成了光电子流,这些光电子流携带着大量的外界平面图像的点光电信息并通过总数约100万条的视神经纤维送入大脑的视皮质,由此过程产生的视觉与普通光学照相机原理产生的视觉有着本质上的不同。如果我们能够确认眼睛视物过程是利用数码相机原理这一基本条件时,眼睛的许多与数码相机相似且不为人们所知的特殊功能将被展现出来。

你知道滴眼药水的正确手法和注意事项吗

滴眼药水看似一个非常简单的事,但并非每个人都能掌握

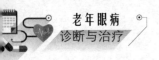
正确的滴眼药水的方法。滴眼药水的正确手法:将下眼皮轻轻拉起,再将药水滴入凹囊内,然后轻闭眼睛数秒(注意不要用力闭眼睛);在滴完药水后轻压眼内角,可以防止眼药水经由鼻泪管流入咽喉,刺激肠胃道,甚至吸收进入全身循环而产生不良反应。例如,有些含 β 受体阻断剂的青光眼药物如果进入全身循环就会影响血压。若同时使用 2 种以上的眼药水时,应该至少间隔 5 分钟以上;若同时用药水及药膏,那要先滴药水再捺药膏。很多人在感到眼睛感干涩不适时,会随手拿起使用剩下的药水点,这可是很危险的。因为一方面不知道是否已经过了保存期限,有可能已经变质了;另一方面,若长期使用含有类固醇的药水,可能会造成白内障、眼压升高等不良反应,所以一定要在医师的指示下再使用,会对眼睛的健康比较有保障。

另外,在眼药水拆封后最好能用笔标示拆封日期。一般来说,眼药水不需要放冰箱保存,至于可以保存多久,没有一定的答案,要视保存状况而定,原则上是建议超过 1 个月就不适合再使用,或是如果药水出现原本没有的沉淀或变色的时候,也不应该再使用,以策安全。近视眼患者会滴所谓睫状肌麻痹剂,点完之后会暂时丧失近端视力,焦距调节功能也会变得较差,所以滴完药水后应该避免开车或从事机械工作。还有,戴隐形眼镜的人到底可不可以滴眼药水呢? 其实,只要眼睛有感染或炎症的症状,都不适合配戴隐形眼镜! 若要使用人工泪液,要尽量选择不含防腐剂的为佳,因为有些药水中所含的防腐剂,可能会附着在镜片上,因而着色或减少透氧量。

眼 科 检 查

什么是视力检查

视力可分为中心视力与周边视力。周边视力又称视野,将在以下内容中详细提及。此处仅就中心视力作一简要描述。中心视力又分为远、近视力,是视觉的主要标志,它是分辨二维物体形状、大小和位置的能力,代表视网膜黄斑中心凹处的视觉敏锐度。临床上常用的远视力表主要有两种,即"E"形视力表和"C"形视力表。视力表运用标准照明,距受检者 5 米,高度以视力表中 1.0 这一行与被检者的眼等高为最好。检查时先查右眼(用遮眼板遮挡左眼,避免压迫眼球),后查左眼。从上向下查,让被检者在 3 秒内指出所指字符的缺口方向。能完全认清的最下一行的标志数字为被检者的视力。仅能分辨表内第 1 行者视力为 0.1。如视力不能辨认 0.1 者,嘱被检者逐步走近视力表,直至能认出 0.1 视标为止,计算方法为距离米数×0.02。如患者于 3 米处能认出 0.1,则视力为 3×0.02=0.06。如被检者不能在 1 米处辨认 0.1,则查指数:嘱被检者背光而立,记录能正确数指的最远距离,如"指数/15 cm"。如距眼 5 cm 仍不能正确数指,则查手动:记录能分辨手动的最远距离,如"手动/10 cm"。如被检者不能正确判断手动,则查光感:在暗室内检查,遮盖另眼,用检

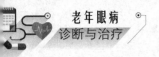
眼镜或手电照射受检眼,被检者判断眼前是否有光亮,判断正确,则记录"光感/距离",一般到 5 m 为止。同时检查光定位能力:嘱被检者眼向前方注视不动,将光源放在正中、上、下、左、右、左上、左下、右上、右下共 9 个方位,检测被检者能否正确判断光源方向,记录各方位光定位能力是否存在。"E"形视力表较为多见,"C"形视力表则主要用于飞行员等对视力有特殊要求的人员的体检。

近视力检查法,多采用 Jaeger 表,检查距离为 30 cm,注意照明要充分。用遮眼板挡住另眼,先查右眼,再查左眼,嘱患者说出能辨认的最小视标,正常近视力为 J1。如近视力很差,可改变距离,直至获得最佳测量结果。

眼压检查

眼压是眼内容物对眼球壁所产生的压力,它的确切含义是指单位面积眼球壁受到的眼内容物压力高于大气压力的部分。正常眼压是维持眼球形态和各项生理功能的重要条件,眼压过低或过高都会对眼组织造成损害。因此,测量眼压是眼科临床上一项常规的检查,尤其对青光眼、葡萄膜病的诊断和鉴别诊断具有重要的临床意义。

测量眼压的仪器是眼压计。常用有两大类:压陷式眼压计(以 Schiotz 眼压计为代表)和压平式眼压计(以 Goldmann 和 Perkins 为代表)。临床上常用的非接触眼压计(non-contact tonometer)属于压平式一类。下面介绍各类眼压计的使用方法。

压陷式眼压计:测量前应先向被检者作适当的说明,取得被检者的合作,然后让被检者仰卧,两眼滴 0.5%地卡因溶液,2~3 次表面麻醉。测量前应校正眼压计(把眼压计竖立在小圆试板上,指针指向零度时方为准确),用 75%的酒精消毒眼压计足板,等酒精干后即可使用。检查时被检者两眼自然睁开,向天花板或某一固定目标点(常用被检者自己的手指)直视,勿转动,检者用左手指轻轻分开上、下眼睑并固定在上、下眶缘,切勿压迫眼球,右手持眼压计的把手,将眼压计垂直下放,将足板轻轻放在角膜正中央(使眼压计自身重量完全压在角膜上,但注意切不可施加任何其他压力),迅速记录眼压计指针所指刻度,将此刻度对照眼压计换算表,查出眼压值。此种眼压计一般有 3 种不同重量的砝码,5.5 g、7.5 g 及 10 g。通常先用 5.5 克检查,如指针刻度小于 3,则应加重砝码重测,一般先后测 5 g 及 10 g 2 个砝码,以便相互核对及校正眼压。测完后滴抗生素眼药水,拭净眼压计足板。记录方法一般以眼压计的砝码为分子,指针所指之刻度为分母,即眼压计砝码/指针所指之刻度=眼压值,如 5.5/4=2.75 kPa(20.55 mmHg)。此种眼压计测得的正常眼压为 1.36~2.77 kPa(10~21 mmHg)。低于 1.36 kPa(10 mmHg)者为低眼压,超过 2.77 kPa(21 mmHg)时。经多次测量时仍高者,应作排除青光眼检查。

压平式眼压计:如 Perkins 手持式压平眼压计,坐、卧均可测量,较为方便;Goldmann 眼压计则装配在裂隙灯上,取坐位测量。两者所得数值极接近,但前者在临床上应用较方便。

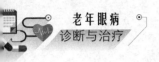
非接触眼压计(non-contact tonometer, NCT)：系应用自动控制装置吹出一定压力的气流，在一定的距离吹压角膜，并用光学方法自动检测被气流吹平的角膜面积。当气流吹压角膜达到固定面积(直径 3.6 mm)时，根据瞬间的气流强度，用电子计算机自动换算出眼压数值。此法器械不接触角膜，故不需麻醉，操作简便，而且可以避免交叉感染或角膜上皮损伤，故对大规模眼压普查尤为适用。

当手边没有上述眼压计，也可运用指测法粗略估计眼压范围：让被检者向下看，检者用两手食指在上睑上部外面交替轻压眼球，检查双眼，以便对比两眼的眼压，眼压高者触之较硬，眼压低者触之柔软，也可和正常的眼压相比较。此法可大概估计眼压的高低，所得结果可记录为正常、较高、很高、稍低或很低(Tn, T+1, T+2、T−1, T−2)。

视野检查

视野检查法分动态与静态检查两种。动态检查是利用运动着的视标测定相等灵敏度的各点，所连之线称为等视线，记录视野的周边轮廓；静态检查则是测定一子午线上各点的光灵敏度阈值，连成曲线以得出视野缺损的深度概念。

1. 弧形视野计检查法　有简易型与投射型两种。主要用于检查周边视野，属动态检查。方法是：在自然光线或人工照明下进行，被检者坐于视野计前，下颌固定于颌架上，受检眼正对视野计中心,注视视野计弧上零度处的白色固定目标。另一眼用眼罩遮盖。视野计为 180°的弧形,半径为 330 mm,选用适宜的视标(常用的直径为 3 mm 或 5 mm),从圆弧周边向中心缓慢移动。嘱被检者刚一发现视标或辨出颜色时,立即告知。将此时视标在弧上的位置记录在周边视野表上。将圆弧转动 30°后再查,如此每隔 30°检查一次,直到圆弧转动一圈,最后把各点连接起来,就是该眼的视野范围。

2. Goldmann 视野计　背景为半径 330 mm 的半球,用六个可随意选用的不同大小光点作视标,光点的亮度可以调节,可用来作动态与静态检查。动态检查基本上同弧形视野计法。静态检查是指在经动态检查法中的可疑或查得的缺损部位所在子午线上,每隔 2°~10°检查一点,将视野计上的光点视标调到正常人看不见的弱亮度,显示一秒钟,若被检眼也看不到,则间隔 3 秒钟后再用强一级的亮度显示,依次逐步增加,直到被检眼看见,记录此时所用的光强度,然后用坐标记录或将各点连成曲线。由此对视野缺损得出一深度概念,亦即视野的立体检查。不少学者报告,静态视野检查比动态检查有一定的优越性,对一些视网膜变性、黄斑病变、视神经炎等,能查出用一般方法不能查出的视野改变。

3. 面对面法(对比法)　此方法无须视野计,可用作门诊医生大致判断患者是否有明显的视野缺损。该方法简单易行,但准确性较差。被检者与检者相对而坐,相距约 50 cm,两眼分别检查。检查右眼时,让被检查者用眼罩遮盖左眼,检者闭合右眼,两人相互注视,眼球不能转动。然后检者伸出不断摆动的食

指、中指,在被检者与检者的中间同等距离处,分别在上、下、内、外、左上、左下、右上、右下八个方向,由周边向中心缓慢移动,如果两人同时见到手指,说明被检者的视野是正常的;如果被检者比检者晚发现手指,则说明被检者视野小于正常。由此检者根据自己的视野(必须是正常的)对比出被检者视野的大概情况。

老年人由于锥细胞及其神经节细胞介导的神经通道存在功能上的障碍,黄斑区光敏感度降低,视野检查常表现为视野范围大致正常,但光阈值增高。

验光检查

验光就是定性、定量地判断眼球的屈光状态,配戴怎样的镜片可将受检眼矫正为正视眼。由于很多人在一生中,几乎都会和眼镜结缘,因此目前验光是眼视光学工作者最基础、最常用但又最重要的工作之一,所以就验光这一名词而言,在社会生活中,不论眼科医生还是普通老百姓,都十分熟悉。

根据被检眼是否使用睫状肌麻痹剂,临床上所进行的屈光检查的方法有两种:主观验光法和客观验光法。

主观验光法是指被检眼处于调节放松的条件下,检查者遵照系统的标准验光程序,通过被检者对不同球柱联合的镜片的主观视力反应,来决定被检眼屈光状态和程序的方法。它不用睫状肌麻痹剂,根据患者的裸眼视力,试镜求得最佳视力。先测裸眼视力,如远视力不能达到1.0,而能看近视力表的1.0,则可能为近视眼,此时可加凹镜片;如远近视力都不好,则可能为远视眼,可试凸球镜片,至视力增加到最好。如只用球镜片视力不能矫正满意,再加用凸或凹柱镜片,并转动柱镜的轴位,直至达到最佳视力。单眼的主觉验光常用的方法有雾视法,本法系用凸透镜加在眼前造成人工近视后,再逐步减少凸透镜的度数,进行主观验光。主要适用于年轻的远视和假性近视的不散瞳验光。主观验光法快速、方便,避免因扩瞳引起的高眼压,但也存在如下缺点:①因调节因素的影响,结果不一定准确、客观;②需要被检者的配合;③儿童、青少年及成年远视或远视散光者,因其调节能力较强而使检查结果不够准确。

客观验光是在睫状肌麻痹剂的作用下,麻痹睫状肌,消除调节,扩大瞳孔,由检查者通过检眼镜及电脑验光仪等设备判断被检眼的屈光状态和程度的检查。①检影验光法是一种客观测定屈光不正的方法。先将光束投入被检眼使视网膜照明。然后观察视网膜反射出来光束的特征。利用凹、凸球镜及凹、凸柱镜片来改变射出光来的集散度,使成为聚焦在被检眼前方 1 m 处的集合光束(设检影距离是一米),从而将被检眼的远点移到检影者眼部。把所得球镜及柱镜度数减去＋1.00D 即得远点移到被检眼前方无穷远处应戴的度数,即是患者的屈光度。②电脑验光属于客观验光法,其原理与检影验光法基本相同,采用红外线光源及自动雾视装置达到放松眼球调节的目的,采用光电技术及自动控制技术检查屈光度。

临床上需要主观验光和客观验光法相结合,通过精细的医学验光为患者开出准确的屈光处方,以配合适的眼镜。

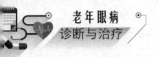

色觉检查

色觉检查就是应用由各种颜色组成的色谱或图案,以检查人的辨色能力。色觉检查结果一般分为:正常、色弱、单色能辨(通常称为色盲,是指有任何一种颜色不能辨别)和单色不能辨四种。色觉检查和视力检查是两种不同的体检项目,前者是检查眼睛的辨色能力;后者是检查眼睛的视物远近能力。从事交通运输、建筑、美术、化学、医学等工作的人必须有正常色觉,这是服兵役、就业、就学前体检必需的项目。

临床常用的是假同色图检查法,通常采用俞自萍、石原忍色盲本在白昼明亮的自然光照明下进行检查。被检者与色盲本之间的距离为 75~100 cm。嘱被检者读出色盲本上的数字或图形。每辨认一张图不得超过 10 秒钟,对照色盲本的说明,记录检查结果。

泪道检查

溢泪或迎风流泪是临床常见的老年性疾病,通常需要进行以下的泪道检查。

1. 泪道的一般检查:

(1) 检查泪小点。应用放大镜或裂隙灯显微镜进行检查,注意泪小点有无外翻、狭窄、闭塞或赘片增生。

（2）泪囊区有无红肿、压痛或瘘管。

（3）挤压泪囊部有无分泌物自泪小点流出。

2. **荧光素钠试验：**

（1）怀疑泪道阻塞时可选用本试验。

（2）将1%～2%荧光素钠溶液滴入结膜囊内。

（3）2 min后擤鼻，如带有黄绿色，表示泪液可以通过泪道，泪道没有阻塞。

3. **泪道冲洗：**

（1）怀疑泪道狭窄或阻塞时可进行泪道冲洗。

（2）冲洗泪道前先挤压泪囊部，观察有无黏液或脓性分泌物排出，并尽量将分泌物排空。

（3）用沾有表麻药的棉签夹在上、下泪小点之间1～2 min。

（4）受检者通常取坐位，头部微后仰并固定，眼向上注视。将下睑近内眦部轻轻地向下拉，暴露下泪小点。

（5）如泪小点较小，先用泪小点扩张器垂直插进泪小点1～2 mm，再向鼻侧转至水平方轻轻捻转，扩张泪小点。

（6）将大小合适的泪道冲洗针头垂直插入泪小点1～2 mm后向鼻侧转动，使针头呈水平位，继而顺沿下泪小管走行方向将针头推进4～6 mm，注入生理盐水。此时应询问受检者有无水液进入咽部，或请受检者低头观察有无水液从鼻孔流出，并注意注水时有无阻力及泪小点有无水液反流。

（7）冲洗完毕时，滴用抗菌药物眼药水。

（8）泪道冲洗结果分析。①泪道通畅：注入冲洗液时无阻力，泪道无液体反流，受检者诉液体流入口咽部，或观察到液体

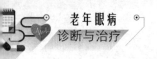

从鼻孔流出。②泪道狭窄：下冲上返，但加压注入冲洗液后通畅。③泪小管阻塞：注入冲洗液时有阻力，冲洗液从原路返回，口咽部无液体流入。④泪总管阻塞：注入冲洗液时有阻力，从下泪小点冲洗时冲洗液自上泪小点反流，口咽部无液体流入。⑤鼻泪管阻塞：注入较多冲洗液后从上泪小点反流，并可带有黏脓性分泌物，表明鼻泪管阻塞合并慢性泪囊炎。

4. 泪道碘油造影：

(1) 了解泪道阻塞的部位及泪囊大小，为手术准备。

(2) 造影时，先挤压泪囊部排出泪囊中分泌物，并冲洗泪道。

(3) 按照泪道冲洗法，由下泪小点注入 45% 碘化油或 30% 碘苯酯 0.3～0.5 ml，随即行 X 线摄片。

眼球位置和眼球运动度检查

临床上为了解各眼外肌运动能力及配合协调功能，需检查眼球不动和运动后眼位的状况，即眼位和眼球运动度。检查时，被检者头部正中固定不动，检查者用手指或灯光在 1 m 远处，引导眼球转动，观察其位置的变化。向正前方远注视时眼球位于中心位，称为原位或第一眼位；向上、下、左、右正直方向注视时，眼球各相应方向的转位为第二眼位；向四斜方向注视的眼位为第三眼位。从 30 cm 向 10 cm 处移动手指，双眼内转注视为集合位。正常时，眼球内转最大限度为瞳孔内缘齐上下泪点连线，外转为外侧角巩缘达外眦，上转为上睑缘遮盖上瞳孔缘，下转为下睑遮盖瞳孔下半部。当眼球运动达不到上述标准时,指示该方向肌力量不足;如果超过了,则说明该方向肌力量过强。

复视检查

复视就是将一个物像看成2个的情况。复视的原因很多,大抵是眼睛的眼外肌无力或麻痹所引起,而眼外肌是由脑神经所控制,所以脑神经或大脑本身的疾病都可能引起复视。复视产生的原理是一只眼睛的影像落在黄斑部的小凹,而另一眼的影像却不落在小凹上。落在小凹上的影像永远比不落在小凹上的影像清晰,于是形成两个影像。

复视可分为单眼复视及双眼复视。单眼复视是由于眼部本身疾病所引起。原因有:屈光不正(特别是散光)、角膜病变、白内障、晶状体脱位、虹膜萎缩、玻璃体视网膜病等。双眼复视则是眼肌或其支配的脑神经病变所引起。其原因有:肌无力症、糖尿病、甲状腺突眼症、脑瘤、卒中(中风)、动脉瘤、多发性神经硬化症、咽癌、外伤(眼窝壁爆裂,导致外眼肌被卡住)等。

眼科对于复视的检查以判断病因入手,通常需进行裂隙灯检查、屈光检查、眼底检查、红玻璃检查等。此处仅简要介绍红玻璃检查法。

临床上红玻璃检查法是最常用的复视检查法,即在暗室内,患者坐位,检查者手持烛光或去罩的手电筒,距患者1 m远外。患者右眼戴红镜片,头部固定不动,只转动眼球,在25°视野范围

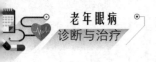

内,按9个诊断眼位移动烛光,观察并记录患者所见的复视像,而后作如下分析:①首先确定复像是水平性还是垂直性。②水平复像,同侧性为外展肌麻痹,交叉性为内转肌麻痹;垂直复像,上转肌麻痹眼位低物像高,下转肌麻痹眼位高物像低。③复像分离最大方向的周边物像属于麻痹眼的麻痹肌。

突眼检查

眼球突出是指眼球突出度超出正常范围。人正常眼球突出度在12~14 mm,平均13 mm,两眼差值不超过2 mm。眼球突出可为眼病征象,也可为全身病的病征。除眶内本身病变外常与内科、耳鼻喉科、神经外科肿瘤科的疾病有密切关系。凡增加眶内容积的一切病变、直肌麻痹及由于眶骨的异常所致眶腔容积变化等都能造成眼球突出。

临床上常用眼球突出计进行眼球突出的检查:①常用的眼球突出计是赫特尔(Hertel)眼球突出计;②将眼突计平放在两眼前,调整其两侧金属框之间距离,使其尖端的小凹固定在两颞侧眶缘最低处,嘱受检者向前方直视;③观察镜面内两条红线,使之重叠;④观察并记录突出计两侧反射镜里角膜顶点位置的毫米(mm)数,即为眼球突出的度数;⑤记录两金属框间距离,为眶距;⑥测量结果可记录为"右眼测量结果~左眼测量结果/眶距",如12~14/90 mm,表示眼突计测量结果为右眼12 mm,左眼14 mm,眶距为90 mm。我国人眼球的突出度平均为11.68~13.93 mm,如果高于或低于此数时,可考虑为眼球突出或后陷,两眼差值不超过 2 mm。

眼部 B 超

老年患者晶状体混浊明显,眼后段经检眼镜无法窥清,常需要进行眼部的 B 超检查。其步骤为:嘱患者平卧位,轻闭双眼,涂耦合剂后探头轻置眼睑中部,沿各径线向后探查,同时转动入射角探查,了解玻璃体清晰度、有无混浊、光团及异物、视网膜脱离情况等。发现病灶后测量其大小,观察其形状,边界后方有无声衰减及与周围的关系。

眼部 B 超对于玻璃体混浊、视网膜及脉络膜脱离、眼内异物等疾病的快速、方便诊断具有临床意义。可应用眼部 B 超检查的疾病主要有:

(1) 玻璃体混浊。声像图多表现为尘埃状、团状、片状、线状、絮状回声。少量而细小的混浊图上不能反映或见少量光点,中量混浊密度较高,细胞群对超声束形成小的内界面,图上可见中量光点,眼球运动后可见光点飘动,如伴有后脱离时则呈现一条较细的柔软光带,后运动明显。大量密度高有出血块则在玻璃体暗区内呈现大量光点、光团、光条。对于需做玻璃体切除的患者术前行眼球 B 超检查可以了解出血的部位、出血量的多少、有无后脱离、是完全性还是部分性、有无机化膜形成等,以确定手术适应证、预后及手术切口。

(2) 视网膜脱离。声像图显示为部分脱离者在玻璃体腔内

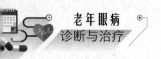

有1～2条长条形光带或球形光带;全脱离者呈 V 字形、T 型光带或漏斗状光团,前面两侧与锯齿缘相连,后面与视盘相连。新鲜脱离者可见后运动,陈旧性者后运动不明显。屈光间质混浊而影响光学仪器检查时,应用超声图可以了解视网膜脱离的高度、方法、范围、形态和性质等以帮助明确诊断。同时也可以作其他手术前检查,确定手术指征。

(3)脉络膜脱离。B超显示玻璃体内可见多个弧形光带,与球壁光带相连,但不与视盘相连,且弧形光带的弧心均指向玻璃体中轴,嘱患者眼球向鼻侧转动,做类冠状位探查,玻璃体内光带呈连续的弧形光带,"玫瑰征"阳性。

(4)眼内异物。①B超显像是超声波经过组织切面的二维图像的显示,当屈光间质浑浊,检眼镜无法看到异物时,超声定位不受影响,可以发现临床上遗漏或疑诊眼内异物,能清楚地显示 X 线不能发现的非金属异物,如石块、玻璃及塑料等。②B超能直接显示眼球的形态、眼轴及球壁,可直接观察异物与球壁与视网膜视神经的关系,而 X 线不能做到这一点。③B超还可以用来确定异物的象限方向及与眼球壁的关系,还可了解有关机化物、包裹、牵引、玻璃体积血及与视网膜的关系,这对手术方式的选择,是否单纯磁吸或玻璃体手术摘除,有重要意义。④B超检测对患者无损害,无痛苦,定位也不需外加标记,且价格低廉易于复查。但是 B 超在眼内异物的诊断作用还具有一定局限性:B超对眼前段异物及球外异物诊断困难,眼眶异物诊断困难较大;B超探查时需要患者的配合,对于不合作尤其是幼儿易漏诊;检测时间偏长。

结 膜 松 弛 症

老年人为什么容易迎风流泪

在临床工作中经常会遇到出门吹到风就流泪的中老年患者,特别是冬天,因该症状就诊的患者特别多。在对流泪的患者行问卷及眼科专科检查后发现泪道狭窄或阻塞仍是引起流泪症状的最常见原因,且女性发病率明显高于男性,这可能与女性的骨性鼻泪管管径较狭窄以及绝经期前后雌激素水平改变等生理特点有关,其次为泪道异常合并干眼症及单纯干眼症。很多患者虽然经过多处求医,点过多种眼药水,做过多次泪道冲洗、泪道探通等检查及治疗,即使证实泪道通畅,但流泪症状仍不见好转,少部分人症状反倒越来越加重,严重者甚至出现异物感、刺痛、灼痛、眼睑皮肤糜烂等症状,严重影响了正常的生活和社交活动。这类因非泪道阻塞引起的流泪症状临床上称之为功能性溢泪。

泪液会到哪里去

泪液的分泌和排出处于相对平衡的状态下时,一般不会出

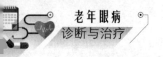

现流泪的症状,一旦两者之间平衡被打破,必然会引起溢泪,通常如伴有眼部异物感、眼痒、畏光等不适时应考虑眼部炎症刺激或干眼症等导致泪液分泌增多引起流泪;而迎风或遇冷空气等引起且无相关伴随症状应考虑为泪液流出减少引起的流泪。

泪液的排出是一个结合主动的和被动的过程,我们每次眨眼时泪道泵的主动收缩作用把泪液吸入泪囊。而眼轮匝肌的收缩则会牵拉下泪小点,使其靠近泪囊的壶腹部并使泪囊壁向外侧移位,泪囊此时呈负压状态,这样就能把泪液从泪小管吸入到泪囊。通过上述两种力量的共同作用,我们分泌的泪液才能被顺畅地引流入泪小管和鼻泪管。这一生理过程的任一环节出现问题的话,就会影响泪液的引流,引起流泪。

功能性溢泪是什么

功能性溢泪是指一种没有器质性阻塞的泪液引流不畅症状,即冲洗泪道通畅而有溢泪的情况,主要是因为泪液的引流功能即泪泵作用不全所致,虽然泪道通畅,却不能正常地将泪液引流至鼻腔,故亦称为"无张力性溢泪"或"功能性溢泪",包括由于眼轮匝肌麻痹、眼睑皮肤及肌肉松弛导致眼轮匝肌肌力下降者,由于泪液泵的功能被破坏,包括泪点功能不全、泪囊功能不全和鼻泪管瓣膜功能不全者等。

因此临床上功能性溢泪常见病因主要有:

(1) 泪阜肥大。泪阜在泪液引流中起重要作用。当泪阜体积变大,包括老年性泪阜肥大和泪阜肿物等都是造成功能性溢泪的原因。①增大的泪阜会阻塞下泪小点,影响瞬目过程中泪道系统负压的形成,从而影响泪液的排出口;②增大的泪阜将泪点推离了眼球,使下泪小点轻度外翻,影响泪液进入泪道导致溢泪;③增大的泪阜导致眼表内眦区域的泪膜不稳定,影响泪液在泪湖的收集,进而影响泪液引流。

(2) 下眼睑皮肤、肌肉松弛,特别是眼轮匝肌松弛、肌力下降则直接造成了泪道泵功能的不全,引起溢泪。

(3) 结膜松弛症。过度松弛的球结膜堆积在眼球与下睑缘内、外眦之间形成皱褶引起的眼表泪液学的异常也是造成溢泪的原因:①松弛的球结膜机械性阻碍了泪液的正常流向;②松弛结膜直接阻塞了下泪小管开口,致泪液流出障碍。

(4) 鼻炎。鼻炎会造成鼻黏膜的水肿,从而使鼻泪管开口的阻力增加,泪液不能顺利进入鼻腔而导致功能性溢泪。

如何诊断功能性溢泪

首先进行泪道冲洗。方法:通过局部表面麻醉后,用泪道冲洗针头将生理盐水通过泪小管注入泪道。如果大部分冲洗液流入咽喉,则表明泪道畅通。如果鼻腔、咽喉处没有水,而且还从泪小管反流出来,或伴有黏、脓性液体流出,说明存在泪道阻塞或慢性泪囊炎。对于泪道冲洗通畅但仍伴有溢泪者,这时,需仔细检查眼部是否存在其他导致溢泪因素,如干眼症、球结膜松弛

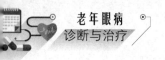

症、泪阜肥大、下眼睑松弛、泪点及眼睑位置异常、鼻炎等。

泪道堵塞的治疗方法有哪些

根据泪道阻塞的程度和部位,目前的治疗手段有:泪道冲洗、泪道探通、泪道激光、泪道置管术、鼻泪管吻合手术等。传统的治疗手段如鼻泪管吻合手术,目的是将泪水经泪囊引流到鼻腔排出,由于要在鼻骨上用电钻打槽,术后皮肤手术疤痕明显,加上手术时间长,恢复慢,痛苦大,现在已越来越少采用。当前大多采用鼻内窥镜下行泪囊开放术,手术创伤小,恢复快。如果单纯下泪道阻塞的话则可采用鼻泪管气球扩张联合硅质泪管植入术,手术通过放置细导管到鼻泪管局部狭窄处,以通气的气球将其撑开,再将特制单管硅质泪管植入,将泪管固定扩大,帮助泪液引流。

迎风流泪秋冬季好发、症状加重的原因有哪些

在秋冬季节,因迎风流泪而就诊的患者明显增多,这可能与秋冬季节气候干燥、寒冷,在户外冷空气的刺激下,引起泪腺分泌反射性地增加,超过泪道的引流能力,进而引起眼泪外流。如前述临床调查发现迎风流泪患者中主要为泪道狭窄或阻塞、其次为干眼症,如果伴有泪道完全堵塞,则即便坐在室内,也会流

泪,而随着近几年电子类产品的普及应用,由于长期使用电子屏幕引起的眼红、干涩、异物感及视疲劳等不适症状的患者明显增多,这两类患者进行泪道手术或局部使用人工泪液可缓解症状。但还有部分患者无明显眼睑闭合不全,结膜无明显充血,眼表无异物及炎症,亦无明显倒睫,泪道冲洗也通畅,但是流泪症状明显,这就要考虑是否存在结膜松弛而影响了泪液的引流和排泄了。

你听说过结膜松弛症吗

有泪溢症状的患者当排除了泪道疾病的可能后,如果是老年患者,则必须检查是否存在结膜松弛症。结膜松弛症是一种年龄相关性常见眼病,是由于眼球球结膜过度松弛和(或)下睑缘张力高,造成松弛球结膜堆积在眼球与下睑缘、内眦部、外眦部之间形成皱褶,引起眼球表面泪液动力学及泪液成分的异常,常伴有眼部干涩、异物感、溢泪等,严重者则可有刺痛感、灼痛感、角膜溃疡和结膜下出血等症状。本病在临床并不少见,但因其临床表现无特异性或医生的认识不足,常常被误诊为慢性结膜炎、泪小管阻塞等。

随着人口老龄化的加快,结膜松弛症患者也将日渐增多,这与随着年龄的增加,体内的抗氧化系统明显减弱有关,而氧化应激激发的慢性炎症反应会导致皮肤及结膜下结缔组织中弹性纤维及胶原纤维的降解,使人全身的皮肤变得松弛,形成皱纹。当然,老年人覆盖在巩膜(眼白)表面的那一层"皮肤"——球结膜

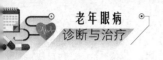

也会发生松弛,松弛结膜发生部位由高到低依次排列为眼球下方颞侧、鼻侧、中央,松弛的球结膜会机械性阻碍泪液的流向,同时松弛结膜也可直接阻塞下泪小管开口处,导致泪液引流障碍,出现溢泪,这种由于眼部球结膜松弛导致的溢泪就叫作球结膜松弛症。临床上由于每个人球结膜松弛的部位和程度不同,所以引起症状的严重程度也不尽相同。

结膜松弛症是怎么发生的

目前认为结膜松弛症的发病机制,可能与遗传、年龄及外部环境共同作用相关,主要有氧化应激、紫外线、干眼、下睑缘张力增高等。当眼球结膜、泪液和睑缘三者平衡失调,眼表自动反馈调节系统失灵,就会导致眼表泪液动力学的异常。

波长在 380 nm～400 nm 之间的紫外线在太阳谱系中最为丰富,累积的紫外线辐射可能导致慢性皮肤损伤,造成光老化,导致结膜松弛症发病率的增加。结膜松弛症患者球结膜组织以弹力纤维减少为主要的组织病理改变,泪液中亦会出现蛋白质及酶的异常表达,在瞬目或闭眼时,下睑缘张力增高,向上推压已经过度变薄、弹性下降、张力降低、与其下方组织结合疏松的球结膜,松弛结膜就会明显堆积在下睑缘上、内、外眦部之间,形成皱褶,突出于眼球表面,影响泪液的流动、分布、排泄,在松弛结膜上不能形成正常泪膜,而发生干燥、充血、水肿、上皮角化、泪河变窄或残缺不全,泪液不能正常流动到泪湖区,泪湖不能聚泪,泪液不能进入泪点,使泪液排泄出现障碍。而泪液清除延缓又可导致大量降解酶的堆积,炎性因子增加,结膜成纤维细胞中基质蛋白酶(Matrix metalloproteinase, MMPs)中MMP21及MMP23过度表达,可能又使胶原纤维溶解,弹力纤维变性,引起眼表泪液异常的病理循环,进而导致结膜松弛症的发生,而松弛结膜组织中黏蛋白5AC表达的改变会导致泪膜不稳定,从而激活炎症反应,引起眼表上皮细胞凋亡及杯状细胞数量下降,黏蛋白进一步改变,导致泪液不稳定,继而形成恶性循环,加重结膜松弛。

如何进行结膜松弛症的分级

表2　结膜松弛症的分级

分级	松弛结膜皱褶	向下注视时	泪液排出
I	细小、单层皱褶、未超过泪河高度	不变	基本正常
II	明显、多层、皱褶超过泪河高度	加重++	轻度异常
III	皱褶骑跨下睑缘上,皱褶覆盖下睑缘	加重+++	中度异常
IV	松弛结膜皱褶影响、眼睑闭合、有眼球暴露	加重++++	重度异常

如何治疗结膜松弛症

大多数I级或II级结膜松弛症患者可采用局部按摩和湿毛

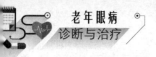
巾热敷等方法缓解症状。若出现眼部刺激症状时可给予人工泪液制剂、眼表润滑剂、眼用表皮生长因子、皮质类固醇、非甾体类或抗组胺类药物治疗。在传统中医治疗上,可采用内服中药活血化瘀,通经散瘀等方法,常能起到改善局部血液循环,增加局部血供的效用。根据患者症状可采用杞精明目汤以稳定泪膜、促进泪液分泌,改善泪液中的黏蛋白,促进眼表组织修复;采用桃红四物汤加减,其中桃仁破血解瘀,红花活血通经散瘀,生地黄调经利尿,黄芪益气,茯苓利水渗湿,全方具有益气养阴,活血利水,化瘀行滞,尤其适合高龄老人脉道瘀滞所致者;此外利用药渣,局部热敷,可进一步促进局部血液循环;若结合局部按摩,则疗效更为明显。另外采用中医外治法:针刺眼周穴位可刺激泪液分泌,维持泪膜稳定性;艾灸可提高中枢兴奋性、免疫双向调节。

如上述方法治疗无效或结膜松弛症状加重(如出现疼痛、溃疡或结膜下出血等)时,则需要手术治疗,手术方法有多种,可根据患者的具体病情来选择手术方式。其中结膜新月形切除术是最常用的术式,类似于我们平时常说的"拉皮"手术,就是将多余部分的球结膜切除,然后缝合拉紧剩下的球结膜组织,术后患者结膜松弛症状缓解率高。

如何评判结膜松弛症需要手术

结膜松弛症引起的干涩、异物感、溢泪、视物模糊、视疲劳、疼痛等症状明显。裂隙灯显微镜检查球结膜过度松弛成皱褶堆积在下睑缘、内眦部、外眦部之间,影响泪河,堵塞泪小点。结膜松弛症分级≥Ⅱ级。经规范保守治疗(物理及药物)3个月无明显效果者,伴有以下4种情况之一者可考虑手术治疗。

(1) 结膜松弛明显堵塞泪小点,泪道冲洗通畅,伴溢泪的患者。

(2) 结膜松弛明显堆积在下睑缘上,结膜松弛症分级≥Ⅱ级,患者症状明显,伴或不伴有泪道系统阻塞者。

(3) 结膜松弛症引起角膜溃疡、结膜下出血、眼睑不能闭合的患者。

(4) 下睑缘张力增高引起结膜松弛症不断加重且症状明显者。

结膜松弛症的手术方法有哪些

目前结膜松弛症的手术方式有以下几种:结膜新月形切除术;结膜缝线固定及下睑缘张力减弱术;结膜切除联合结膜巩膜固定术;角膜缘结膜梯形切除术;眼轮匝肌移位缩短术;双极电凝治疗术;结膜切除联合羊膜移植术;倍频 Nd∶YAG 激光光凝术,这些手术方法各有优缺点及不同适应证。

(1) 结膜新月形切除术。表面麻醉下切除弧形新月形松弛的球结膜,连续缝合结膜,术后7天拆线。本手术方法适用于中、重度结膜松弛症患者。远期疗效观察显示,手术后6个月有效率为87.5%。

(2) 结膜缝线固定术。表面麻醉下,用缝线将松弛结膜缝合

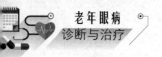

固定在浅层巩膜壁上。手术通过可吸收缝线在吸收过程中刺激使结膜和巩膜之间形成瘢痕粘连,以消除结膜松弛。本手术方法适用于轻、中度结膜松弛症患者。采用结膜新月形切除联合结膜巩膜固定术的总有效率为91.48%。

(3)双极电凝治疗术。表面麻醉下将松弛的球结膜电凝8～12个点,使松弛结膜和其结膜下筋膜及周围球结膜明显收缩,借电凝产生的瘢痕收缩是原松弛结膜皱褶消失。本手术方法适用于轻、中度结膜松弛症患者,不适宜下睑缘张力过高型结膜松弛症。术后4周后眼症状消失或改善者占69.44%。松弛的结膜完全消除或减少者占72.2%。术后3个月后,有效率86.67%。

(4)下睑缘高张力减弱术。局部麻醉下,游离、切除、缩短、加固部分下眼睑眼轮匝肌,同时切除少量下眼睑皮肤,缝合皮肤,一周后拆线,保留轻微下睑缘外翻。本手术适用于由于下睑缘张力过高所引起的结膜松弛症患者。

(5)结膜切除联合羊膜移植术。新月形切除松弛结膜后,剪取适当大小的新鲜羊膜组织片,覆盖于创面,将羊膜与结膜缝合固定。手术后3周拆线。手术利用羊膜的抗炎特性抑制结膜的慢性炎症反应,清除导致结膜松弛的炎症因子,有效针对结膜松弛症的病因进行干预,适用于结膜松弛较重、松弛结膜切除过多的患者,手术后6个月有效率为60.0%。

(6)倍频 Nd：YAG 激光是利用热效应中的光凝固作用促进眼局部组织机化粘连,减少球结膜在眼表的堆积,从而改善眼部不适症状。倍频 Nd：YAG 激光具有损伤小、愈合快、操作简单及无须缝线等优势。术后1个月Ⅱ级结膜松弛症患者异物感、溢泪、干涩、刺激、结膜充血及结膜皱褶改善效果优于Ⅲ级患者，提示倍频 Nd：YAG 激光可能更利于缓解Ⅱ级结膜松弛症患者眼表状况。目前国内结膜松弛症手术治疗中多采用缝线缝合手术切口，术后眼部异物感、不适症状重。而随着纤维蛋白胶的出现，又多了一种封闭结膜手术切口的好方法。这种纤维蛋白胶(Tisseel Kit VH)含有ⅩⅢ因子、纤维蛋白原、凝血酶及氯化钙等，这些物质结合在一起能使纤维蛋白原转化为纤维蛋白并交错结合成凝块，凝集的过程只需要 1～2 min，这种胶形成的平面平坦光滑，且利于上皮生长。它闭合伤口的效果与缝线缝合相同，但是能缩短手术时间，且能降低炎症反应、感染风险及减轻术后的不适感。但是其作为一种血液制品，不能避免有血液传播性疾病感染风险的存在，并且纤维蛋白胶中牛源性的成分可能会引起过敏反应，因此对牛产品过敏的患者禁用。

最后，临床可常见合并有结膜松弛的老年人白内障摘除术后流泪症状会加重，这可能与超乳手术的机械性损伤、术后炎性反应以及组织水肿有关，术前眼部消毒、白内障手术的角膜切口、手术中超声能量的应用，均可造成角膜和结膜上皮的机械损伤；术后角膜切口、球结膜水肿，都会影响眼表的规则性，影响到泪膜中黏蛋白层对眼表面上皮的黏附功能，导致泪膜稳定性下降及反应性的泪液分泌增加。对于患有结膜松弛症的老年人来说，眼表环境的不稳定和术后炎症反应相互影响，最终导致白内障术后眼表状况恢复延迟。总之，结膜松弛症手术治疗需要个性化选择，不同的手术方法各有优缺点，严格掌握手术适应证，选择合适的手术方式才能获得安全、良好的手术效果。

眼睑皮肤松弛

老年人为什么会"肿眼泡"

老年性眼睑松弛症是指发生于老年的一类特殊的眼睑疾病,其病因不同但表现类似,以眼睑水肿为特征,下眼睑尤为明显,俗称"肿眼泡",有眼睑皮肤变薄,弹性消失,皱纹增多,色泽改变,可并发泪腺脱垂,上睑下垂、眼睑水肿和睑裂横径缩短等临床表现。此类患者若上睑皮肤松垂,常会遮盖外眦部,不仅影响美容,而且影响视野及视功能。

皮肤由表皮、真皮及皮下组织及附属器组成。真皮层的主要成分是胶原纤维和弹性纤维,它们是维持皮肤组织韧性和弹性的重要成分。真皮层 I 型与 III 型胶原最多,婴儿及青年人皮肤 I 型胶原的含量约占 70%, III 型胶原占 30%;当皮肤衰老时,胶原含量逐渐降低且两者比例逐渐倒置,胶原变粗,出现异常交联。弹性纤维的中心核是弹性蛋白,它具有很强的伸缩性和弹性,是维系皮肤弹性的重要结构。皮肤衰老时,弹性蛋白减少、变性,纤维增粗、卷曲、聚焦成团,使皮肤弹性下降、松弛,出现皱纹。无论是内源性还是外源性老化过程都对皮肤胶原纤维和弹性纤维数量和质量产生影响。

人类衰老首先表现在眼睑肌肤上,30 岁左右即开始呈现鱼尾纹,随着皮肤弹力纤维的松弛,胶原纤维的萎缩真皮层渐渐变薄,皮肤老化、皮下组织肌肉萎缩、骨膜与骨粘连变松等多种因素,加之重力的作用,表现为上睑皮肤松弛下垂。在面部多发生在骨骼比较突出的部位如眶部、颧部。随着衰老的加剧,老年性上眼睑的变化表现为:①上睑皮肤松垂,尤以外侧为甚,严重者表现为三角眼;②老年性上睑下垂;③眼球凹陷;④眉毛上抬或下垂;⑤额部皱纹增多;⑥沙眼结膜炎较重者伴有上睑内翻倒睫。

眼睑水肿与哪些疾病相关

引起眼睑水肿的原因有很多,根据其原因不同将眼睑水肿总体上分为生理性和病理性两种。

(1) 生理性眼睑水肿。生理性水肿大多是由于夜间睡眠不好,或睡时枕头太低,影响了面部血液回流。这种眼睑水肿多见于健康人,对身体没有什么影响,起床活动后大多能自然消退。

(2) 病理性眼睑水肿。病理性眼睑水肿又分炎症性眼睑水肿和非炎症性眼睑水肿。前者除眼睑水肿外,还有局部的红、热、痛等症状,其原因有眼睑的急性炎症、眼睑外伤,或眼周炎症等。后者大多没有局部红、热、肿等症状,常见原因是过敏性疾病或对眼药水过敏,心脏病、甲状腺功能低下,急、慢性肾炎,以及特发性神经血管性眼睑水肿(睑皮松弛症)等。

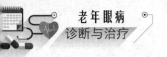

明确眼睑水肿病因的相关检查有哪些

临床常见有三种疾病会导致眼睑浮肿。

（1）慢性肾炎。患者肾小球滤过率减少，导致体内液体增多，老年人眼睑周围组织疏松，易导致眼睑水肿。肾炎患者在引起眼皮浮肿的同时，还会伴有下肢水肿、贫血等。此时，应到医院做肾功能检查，确诊疾病。

（2）甲状腺功能减退症。该病系患者甲状腺功能减退，导致全身黏液性水肿，甲减患者面部浮肿的同时会伴随腿部水肿，并且有乏力、怕冷症状。此时可以进行甲状腺功能相关检查和甲状腺彩超检查，给予诊断排除。

（3）眼睑浮肿也可以是心功能不全的征兆，老年人常见，需警惕。可到医院行心电图、心脏彩超、心肌酶谱等检查，以进一步明确诊断。

（4）睑皮松弛症是一种罕见的眼睑疾病，主要见于青年女性，男性也有发病，大多数发生在 10～18 岁，至青春期以后不再发展，随着年龄增长，最终大多数患者进入一个相对静止阶段。特点是反复加重和缓解的无痛性水肿，最终导致眼眶周围的皮肤萎缩。虽然病因还未明确，但从发病特点看可能是一个特发性血管性水肿，小血管内液外渗引起水肿。猜测由于免疫机制引发炎症反应导致弹性蛋白酶活性亢进，弹性蛋白酶抑制功能障碍，从而导致弹性纤维不断降解。

临床上也有较少见的疾病：突发双侧眼睑水肿、发痒，若伴有咳嗽、咽痒、胸闷，要警惕药物过敏的可能，建议去医院就诊以进一步诊断及治疗。还有一种比较罕见的特殊类型的过敏症状，称为急性神经血管性水肿，又称巨大荨麻疹，表现为发作性、局限性、无痛性亦无瘙痒症状的皮肤或黏膜水肿，伴有皮肤颜色改变。通常认为该病多由机体自主神经功能不稳定所致，常因食物或药物过敏引起急性局限性水肿，可有家族遗传倾向。皮肤水肿症状可在数天内自然消退，但常常会反复发生，表现为全身或局部的局限性水肿。

若是单侧眼睑浮肿则常提示为眼睑本身的疾病或相邻组织炎症感染所致，表现为眼睑浮肿伴有充血和疼痛，有明显压痛点如睑腺炎、睑板腺囊肿继发感染等。另外，眼眶组织本身的炎症，以及眼眶周围邻近组织如鼻窦炎、牙周炎及泪囊炎等炎症蔓延所致继发性炎症也会导致单侧眼睑水肿。

比较罕见的疾病如眼眶、球后肿瘤压迫，海绵窦血栓等病因所导致眼睑组织液回流障碍，也可造成眼睑水肿。可行眼眶CT或眼眶周围血管超声以进一步排除。

眼睑皮肤松弛和上睑下垂有关吗

正常人在自然睁眼原位注视时，上睑缘覆盖上方角膜1.5～2 mm；如超过2 mm为上睑下垂，下垂量1～2 mm为轻度；3 mm为中度，4 mm或4 mm以上为重度。上睑下垂系指提上

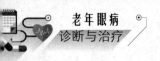

睑肌和 Müller 平滑肌的功能不全或丧失,以致上睑呈现部分或全部下垂,轻者遮盖部分瞳孔,严重者瞳孔全部被遮盖,不但有碍美观和影响视力。先天性者还可造成重度弱视。为了克服视力障碍,患者常紧缩额肌,借以提高上睑缘的位置,结果额纹加深,眉毛高竖。双侧下垂者,因需仰首视物,常形成一种仰头皱额的特殊姿态。

上睑下垂分为先天性和后天性,前者占所有分类的 80% 左右,是由于提上睑肌发育异常而致其功能减弱,甚至功能丧失导致眼睑下垂。后者多由于动眼神经麻痹或重症肌无力所致。

后天性上睑下垂按其病因又可分为以下几种:

1. 动眼神经麻痹性上睑下垂。由动眼神经或神经核受损所致,通常为单侧性,常伴有眼球运动障碍,有时有复视。

2. 交感神经麻痹性上睑下垂。为交感神经麻痹的部分症状,多见于颈部手术、外伤、肿瘤和血管病变患者。表现为上睑轻度下垂、下睑位置略高形成小睑裂,眼球后陷,瞳孔缩小,构成霍纳(Horner)综合征。

3. 肌源性上睑下垂。常见于重症肌无力及进行性眼外肌麻痹,重症肌无力引起的上睑下垂,其程度随着疲劳而加重,晨起时轻,晚间、疲劳时加重,注射新斯的明后,症状明显改善。

4. 机械性上睑下垂。由于眼睑本身的病变,如肿瘤、淀粉样变、严重沙眼、炎症水肿、外伤、组织增殖(象皮病)等所致。除直接破坏提上睑肌外,还由于病变使眼睑肥大,导致机械性下垂。

5. 另外有一种原因不明的上睑下垂,即老年肌病性上睑下垂,为原发性肌肉萎缩所致,且为双侧性,老年女性多见。

假性上睑下垂表现为外观上睑呈下垂状态,但客观检查提上睑肌功能正常,上睑真实位置也正常,常见于上睑皮肤松弛、上睑缺乏支撑、特发性睑痉挛。老年性上睑下垂是一种常见的老年性眼睑疾病,随着年龄的增长,眼睑皮肤发生松弛、萎缩、弹性减弱及眼眶脂肪膨出,形成上睑皮肤松垂甚至遮盖视线。该病在影响视功能的同时也影响美容,给生活带来许多不便。

老年性眼睑皮肤松弛常见症状及并发症有哪些

随着年龄的增长,皮肤老化、松弛加上胶原纤维及弹性纤维松解、退化,眼睑皮肤发生松弛、萎缩、弹性减弱及眼眶脂肪膨出,形成上睑皮肤松垂,甚至遮盖视线,部分病例由于出现睑板—提上睑肌附着点分离或肌肉弹性减弱还出现了轻度或中度的上睑下垂。

老年性上眼睑皮肤松弛的变化表现为:①上睑皮肤松垂,尤以外侧为甚,严重者表现为三角眼;②老年性上睑下垂;③眼球凹陷;④眉毛上抬或下垂;⑤额部皱纹增多;⑥沙眼结膜炎较重者伴有上睑内翻倒睫。

中老年人下睑皮肤组织结构有 3 个方面的显著变化:①皮肤及眼轮匝肌张力下降;②脂肪及眶隔的膨出;③眼睑支撑力下降。由于眼睑组织支撑力下降,导致眶脂肪疝出,造成眼睑臃肿,重者可伴有下睑轻度外翻。

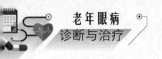
临床上将下睑老化表现分为四型：①下睑皮肤松弛型；②眼轮匝肌肥厚型；③眶内脂肪过多而致的脂肪膨出，或眶隔松弛致脂肪疝出型；④混合型。

如何选择眼睑皮肤松弛的治疗方案

目前眼睑皮肤松弛的治疗方案大体包括上睑下垂矫正术及下眼睑眼袋矫正术。手术治疗老年性上睑下垂可分为两大类：①提上睑肌手术；②额肌手术。恰当的术式选择是保证术后效果的前提，特别是老年性上睑下垂因其独特的病理改变、年老体弱及功能改善重于形态改善等特点而有别于其他类型的上睑下垂。而针对下睑皮肤松弛的下眼睑眼袋矫正术临床上采用的手术方式有多种，如皮肤、肌肉楔形切除术；肌肉悬吊术；眦固定术；眶隔缩紧术；眶内脂肪切除合并眶隔缩紧术；眼轮匝肌复位术等。

在要求行上睑美容手术的老年患者中，有相当一部分病例如果单纯行重睑成形术，常出现重睑褶浅、过宽畸形达不到预期美容效果。这可能与老年性皮肤松弛伴有老年性上睑下垂有关，由于患者存在睑板—提上睑肌附着点分离或肌肉弹性减弱，出现了轻度或中度的上睑下垂，对于这些病例应考虑同时行下垂矫正—重睑成形的综合手术。

老年性上睑下垂为腱膜性上睑下垂的一种，随着年龄增长，提上睑肌腱膜有自行断裂或裂开形成裂孔的倾向，当遇到老年皮肤松弛,眼睑负重增加等情况,更容易发生上睑下垂。此类患者提上睑肌肌力多良好,通过对腱膜折叠,从而恢复其与睑板之间的联系,为矫正老年性上睑下垂较好的方法。

根据提上睑肌腱膜是否断裂、提上睑肌动度、睑下垂的程度酌情选用提上睑肌腱膜修补术、折叠术、提上睑肌缩短术。①如果是提上睑肌腱膜断裂先行修补术。②轻度组:提上睑肌腱膜折叠术。③中度组:提上睑肌腱膜折叠术或提上睑肌缩短术。④重度组:提上睑肌缩短术。

下眼睑眼袋矫正术的各种术式各有其特殊的适应证,施行下眼睑睑袋矫正术,应结合适应证、睑袋分型和发病的机制加以综合分析,正确选择手术方式及手术入路法。如中老年人群体中有皮肤松弛且皱纹明显、眼轮匝肌失去张力者,应选用下眼睑睑缘皮肤入路法手术;如少数中老年人皮肤皱纹不明显,鱼尾纹不多者,可选用睑内结膜入路法手术。

结合美容效果的中老年人眼睑皮肤松弛矫正术有:眉上缘皮肤切除术、眉下缘皮肤切除术、重睑伴上睑皮肤松弛矫形术、单睑伴上睑皮肤松弛矫形术等。

如何进行眼睑松弛矫正手术的术前准备

1. 精神准备。老年人行此手术的目的主要是治疗,其次是美容,因此,对手术的要求是以缓解症状为主,一般对"美"的要求并不高,甚至要求手术做得不要太"过",只要解决问题就行。

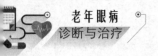

2. 身体准备。不少中老年人患有慢性病,对本身的疾病是否会影响手术有顾虑,特别是患者家属,对手术的必要性、安全性考虑得更多。为保证手术安全,术前要做一些必要的检查,如血常规、凝血功能、尿常规、心电图、胸片、测血压等。如无慢性疾病,可以放心接受手术。对于一些有慢性病的患者,若无绝对手术禁忌证,可在常规服药治疗后接受手术。

3. 皮肤的准备。术前用香皂将面部皮肤洗干净,不要用任何护肤品,以免消毒和设计切口划线时影响效果。

4. 眼睛的准备。应避免在患眼疾时手术,术前可用抗生素眼药水滴眼,以保证手术在相对无菌的环境中完成。

眼睑松弛矫正手术时机的选择需注意什么

1. 季节。伤口的愈合与气候、温度有直接的关系,天气太热,出汗多容易造成手术切口的感染,而天气太冷会影响局部的血液循环,造成伤口愈合欠佳,因此,美容手术最好选在4~5月份或9~10月份。这时气候宜人,中老年人的一些慢性疾病病情也较稳定,术后感染机会也少。

2. 机体状态。手术应选在机体最佳状态下进行,有些患高血压、气管炎等慢性病的中老年人,在手术前应先观察血压是否平稳,只要没有明显的波动,就可以接受手术。如血压高于140/100 mmHg,不应勉强手术,否则会因血压高而导致术中出血量增加。术前应控制呼吸道炎症,消除咳嗽等症状,否则术后可造成伤口出血或裂开。

常见眼睑松弛矫正术术后并发症有哪些

眼睑松弛矫正术术后的并发症主要有：

1. 术中出血。手术最多见的并发症是术中出血，血压高是原因之一。而中老年人往往患有高血压病，这种情况下应于术前常规服药，降血压稳定在接近正常水平后再行手术。

2. 脂肪的疝出。东方人的眼睑与西方人的眼睑不同，西方人的眼睑脂肪少，而东方人眼睑皮肤细、薄，皮下脂肪多，因此在打开眶隔切除脂肪后应将眶隔缝合，否则术后近期效果虽好，但时间久了，脂肪再生后容易从薄弱的眶隔中疝出而形成新的眼睑皮肤松弛。

3. 血肿形成。眼睑组织疏松，且局部血压循环丰富，若止血不彻底，术后容易造成眼睑血肿，预防办法除了术中止血彻底外，术后患者应避免用力活动，保证大小便通畅，避免强烈咳嗽、过度咀嚼等。

除了上述 3 种常见眼睑松弛矫正术并发症外，在下睑皮肤松弛、睑袋矫正术中，如果手术不当还会发生其他的并发症，包括下睑外翻、泪小点外翻、皮下瘀血、下睑瘢痕、眼袋内硬结、睫毛脱失、切口部疤痕、矫正不足、复发、下睑凹陷、两侧不对称等。如果发生手术中失误或操作粗糙，严重者可造成泪小管断裂、球后血肿、复视或感染等严重并发症，所以在术前、术中、术后采取

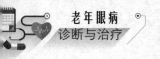
相应的预防措施显得尤为重要。

术后需注意哪些事项

1. 术后 24 h 内可用冰袋冷敷,以使伤口迅速凝血,减少血肿的形成,有利于减轻术后伤口的肿胀。

2. 术后每天用消炎眼药水滴眼,减少眼睑周围的分泌物,同时注意保持敷料干燥。患者术后不宜用棉签反复擦拭伤口,以免造成新的感染。

3. 术后 3 天可去掉敷料,术后 7 天拆除缝线。

白　内　障

什么是白内障及白内障的病因是什么

如果把人眼比喻为照相机,那么晶状体就是照相机的镜头,当镜头混浊时照相机拍不出清晰的照片,混浊的晶状体就是白内障,白内障是目前全球第一位致盲眼病。根据发病年龄可分为先天性和后天性。后天性白内障根据病因可以分为老年性、并发性、外伤性、代谢性、放射性、药物性及中毒性等类型,其中老年性白内障是最常见的白内障类型。60 岁以上的人群中约96%有不同程度的晶状体混浊,只有当晶状体混浊影响视力时,才是有临床意义的白内障。虽然临床上最常见的是老年性白内障,其他因素亦可引起白内障,比如:糖尿病、眼外伤、眼内炎症、玻璃体积血、视网膜脱离、内眼手术后、部分药物、紫外线和微波等。

年纪大了视物模糊就是得了白内障吗

不少老年人觉得年纪大了视物模糊就是得了白内障,其实,这种想法是不对的。虽然在老年人中白内障患者很多,但也有

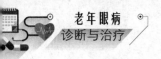

一些患者同时伴有其他眼部疾病,而且有一些眼病如果不及早治疗会造成严重视力损害。比如,慢性闭角型青光眼和开角型青光眼患者也会觉得有视力下降,但可能没有明显眼胀等不适,有时只有在体检或因其他眼部疾病进行检查时才被发现;还有糖尿病视网膜病变、视网膜静脉阻塞、年龄相关性黄斑病变等眼底疾病,都需要医师进行眼底检查才能发现;部分患者的视物模糊和血糖水平相关;另外,一些患有神经系统疾病的患者也会出现视力下降。以上这些疾病都需要进行局部或全身性治疗,如果延误将会对患者视力甚至生命造成影响。因此,对于有视物模糊的老年患者还是应该到医院进行常规的眼科检查,明确诊断,并进行相应治疗。

白内障的临床表现是怎样的

白内障的主要自觉症状是视物模糊,而且逐渐加重,严重者只能看见眼前人影,甚至只有光感。白内障对视力的影响与晶状体的混浊部位和混浊程度相关。如果混浊的部位远离视轴,或视轴部位的混浊区域中留有透明部分,那么还可以有接近正常的视力;如果视轴区域有混浊,则在白内障早期即可发生明显视力障碍。另外,在白内障发展过程中也可以出现屈光指数的变化,这主要和晶状体纤维发生了形态学变化有关,由于晶状体发生混浊是不规则的,而且发生次序也不一致,患者可以产生单眼复视、视物变形、眩光、近视等一系列屈光状态紊乱。有些白内障患者出现近视,这与晶状体核硬化有关,晶状体核的硬化导致晶状体屈光指数增加,所有这些晶状体核性近视患者看书可以不戴老花镜。眼科医生在常规裂隙灯显微镜检查中,可以观察到晶状体的皮质和核的改变,如空泡、水隙、点状混浊、楔形混浊等,并且可以将混浊定位,如位于前皮质、后皮质或后囊膜下等。

易患白内障的人群有哪些

尽管白内障的致病机制目前仍未完全阐明,但已知以下人群易患白内障:

1. 长期户外工作者。无论是动物实验还是流行病学调查均提示长期紫外线辐射下或短期接受大剂量紫外线都可以引起晶状体透明度的改变,所以户外工作者需要注意保护双眼,尽量减少直接暴露于太阳光下的时间,并尽可能做好防护工作。

2. 糖尿病患者。有研究表明,糖尿病患者发生老年性白内障的时间明显提前,白内障的发生率也较正常人群高,而且和血糖水平有相关性。高血糖可使晶状体处于高渗状态,从而导致晶状体纤维肿胀。因此,糖尿病患者应该定期检查晶状体。

3. 经常接触微波、电磁波、红外线的工作人员。受到微波、电磁波、红外线等损伤后,可以产生大量的活性氧,当晶状体内的蛋白质、酶和生物膜的抗氧化能力不足以与之对抗时,就会造成晶状体的损伤。

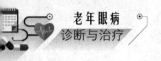

4. 长期应用糖皮质激素、镇静剂、吸烟、饮酒等,也会增加发生白内障的危险。

得了白内障必须马上手术吗

白内障的手术适应证如下:

1. 晶状体混浊,最佳矫正视力低于 0.3。

2. 对视力有较高要求者,或特殊职业要求者。

3. 高度近视的未成熟白内障。

4. 晶状体脱位或半脱位。

5. 眼内炎症控制后的白内障。

6. 外伤性白内障。

哪些情况不能进行白内障手术

白内障手术前要了解患者的全身和局部情况来明确是否有手术禁忌。首先检查眼部及其周围有无感染性病灶:比如急性结膜炎、慢性泪囊炎、化脓性中耳炎、鼻窦炎、扁桃体炎和面部疖肿等,如有此类疾病,应先进行治疗,以避免手术后发生内眼的感染;其次,有全身系统疾病的患者,如糖尿病、心脏病、肾功能不全和慢性支气管炎等,应等病情稳定且控制良好才能手术;有眼内炎症的患者也暂时不能手术,需待炎症完全控制后再手术。

白内障手术前要做全身检查吗 ⊃⎯⎯

　　不少患者不理解为什么白内障患者手术前要做全身检查,以为只要检查眼睛就行了,其实不然。全身各系统的疾病都有可能对眼部产生直接或间接的影响。如果术前患者有发热、腹泻、精神疾病等,应先寻找病因。因为当身体处于虚弱状态时,极易发生术中并发症,也会影响伤口愈合;有些心血管疾病患者可能不能耐受手术,或者需要内科心电监护;高血压病如果控制不理想,也有可能术中发生意外,或易引起出血;凝血功能的异常也会造成术中或术后出血不易控制;糖尿病患者白内障术后易发生伤口感染、切口愈合延迟、虹膜炎等,这些情况与血糖水平相关;慢性支气管炎患者的持续咳嗽可有导致伤口开裂和眼内出血等可能;另外,还需要排除一些传染性疾病。总之,在手术前,医师会对患者的全身情况做一个评估,以了解患者是否适宜手术,充分做好手术前的准备。因此,常规需要做以下身体检查:心电图、胸片、血尿常规、肝肾功能、血糖、电解质、凝血功能、乙肝二对半、丙肝抗体、戊肝抗体、血清梅毒试验、HIV 抗体等。

白内障手术前要做的眼部检查有哪些 ⊃⎯⎯

　　白内障手术前要做以下常规眼部检查:

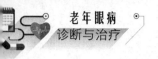
1. 视力检查。包括远视力、近视力以及矫正视力，了解屈光度，并明确患者对手术后视力的预期。

2. 眼压测量。

3. 角膜内皮计数。一般而言，手术前角膜内皮计数少于 1 000/mm²，角膜厚度大于 0.65 mm，意味着角膜储备能力降低，有手术后角膜失代偿的可能性，手术中需保护角膜内皮、采用刺激性最小的眼用灌注液，手术医生的操作技术要熟练，以尽量减少手术对角膜内皮的损伤。

4. 测眼轴长度、角膜曲率和眼部 B 超，并计算要植入的人工晶状体屈光度，手术前需要和患者沟通，了解其对手术后视力的要求和预期，以便决定手术中植入的人工晶状体度数。

5. 眼底检查。前房不浅的患者建议散瞳后采用直接或间接眼底镜、眼底照相系统检查眼底，还可行黄斑区 OCT 检查，排除黄斑区眼底病变及视神经病变可能。

6. 泪道冲洗。术前冲洗泪道以排除泪道阻塞及泪囊炎可能，避免术后发生眼内炎。

白内障手术前要做哪些准备工作

白内障手术前要做好以下准备工作：

1. 患者在手术前应该明确手术目的和手术后的注意事项，做好心理准备，不要过度紧张。

2. 白内障手术是否成功还和患者全身健康状况相关，有全身疾病的患者,特别是心血管系统疾病、极度衰弱、糖尿病的患者,手术前除了做好凝血功能、各项生化指标、心电图、胸片等常规检查外,必要时还需要相关科室会诊,对患者是否能耐受手术进行评估。

3. 患者在术前 3 天要用抗生素眼药水滴眼,如果眼部有急性结膜炎、泪囊炎等,应先治疗,痊愈后进行结膜囊细菌培养后无殊才能手术。

4. 白内障术前 1 天要行泪道冲洗。

5. 术前眼部检查。

6. 手术前冲洗结膜囊。

白内障手术为什么需要植入人工晶状体

人工晶状体的作用是取代在白内障手术中去除的混浊的晶状体,使平行光线通过人工晶状体聚焦于视网膜成像。人工晶状体是晶状体的人工替代物,从植入的位置分类,可分为前房型人工晶状体和后房型人工晶状体。从人工晶状体的材料分类,可分为硬性人工晶状体和折叠式人工晶状体。硬性人工晶状体的材料是聚甲基丙烯酸甲酯(PMMA),在眼科临床应用已经有50 余年历史,在折叠式人工晶状体出现之前是最常用的人工晶状材料。折叠式人工晶状体是近十几年发展的新型人工晶状体,此类人工晶状体可以折叠后通过小切口植入,术后恢复快,后发障的比例低。常用的材料是丙烯酸酯、硅凝胶和水凝胶。

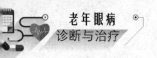

经过多年的临床应用,丙烯酸酯的人工晶状体被认为术后安全性和稳定性最好,而且由于生物相容性好,手术后炎症反应小。人工晶状体的材料不同,价格也有较大差别,患者可以根据自己的经济条件和眼部具体情况,征求医生意见后选择需要的人工晶状体。

随着白内障手术从以往的治疗性手术到屈光性手术改变,人们对白内障术后视觉质量恢复的要求越来越高,人工晶状体也从原先的单焦点人工晶状体,衍生出矫正散光的 Toric 人工晶状体、双焦点人工晶状体再到目前最新的三焦点人工晶状体,来保证术后获得最佳的近、中、远距离的视力。

白内障的手术方法有哪些

当白内障明显影响视力时,手术是解决白内障问题的唯一有效手段。白内障的手术方法有超声乳化白内障吸出术、现代囊外白内障摘除术、白内障吸除术、囊内白内障摘除术和白内障联合手术等。对于老年白内障患者来说,主要的手术方法为超声乳化白内障吸出术和现代囊外白内障摘除术。目前,超声乳化手术在我国已经普及,由于这种手术具有切口小、恢复快、散光少和视力恢复良好等优点,在经济相对发达的地区,超声乳化手术是治疗白内障的首选手术方法。由于我国地域广泛,各地区经济发展不平衡,边远地区的白内障患者就诊时间相对较晚,所以我国白内障患者中成熟期和过熟期白内障很多,对于具有超声乳化手术条件的医院,如果手术医生有良好的超声乳化手术经验,可以选择超声乳化白内障吸除术。如果不具备以上条件,还是选择现代囊外白内障摘除术为宜。对于同时伴有其他眼部病变的白内障患者,则可根据具体情况行白内障联合手术,比如,白内障联合青光眼手术(白内障囊外摘除术联合小梁切除术、白内障超声乳化吸除联合小梁切除术)、白内障摘除术联合玻璃体手术、白内障摘除术联合穿透性角膜移植术等。由于白内障联合手术的时间较长、操作步骤多,加之其他眼病本身的影响,联合手术的手术并发症较单纯白内障手术多,恢复时间长。

随着屈光手术科技日新月异的发展,近年来眼科医生将原先用于近视屈光矫正手术中的飞秒激光应用于白内障手术中,依赖其瞬时功率大、穿透性强、聚焦尺寸小及精密度高等优点,在高分辨率眼前节成像系统的辅助下,飞秒激光可完成精确的前囊膜环形切开、安全预劈核、个性化的透明角膜切口及角膜松解切开矫正散光等步骤,极大地提高了白内障手术的安全性和术后效果的可预测性。通过术中更低的超声能量、有效的超声乳化时间,保证术后修复快,视觉质量更优。

白内障手术后需注意哪些事项

白内障患者不要认为手术完成就万事大吉了,其实,手术后处理和需要关注的细节也很重要。随着白内障超声乳化手术的广泛开展,手术后的护理发生了很大变化,较以往要简单,但患

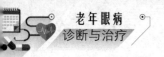

者还是要注意以下几方面:①手术当天尽量多休息,避免低头、咳嗽和剧烈运动,大便干燥者可服润肠药,避免屏气。②手术后一定要避免坚硬、多骨和刺激性食物。③因为白内障手术切口小,如无全身疾病,切口都能良好愈合,如果有贫血或身体较弱,可增加一些高蛋白质及维生素食物,促进伤口愈合。④如果手术后发生呕吐,大多为高眼压所致,不要紧张,及时找医生检查,给予降眼压药物。⑤手术后第一天要常规行裂隙灯检查,观察伤口有无裂开,有无眼内感染和出血,并用含抗生素和皮质类固醇的眼药水滴眼,如需要用2种以上眼药水时,间隔5 min。⑥不要对手术眼施加压力,如揉搓眼部。⑦根据医生建议按期随访,如出现不适亦需及时就诊。

白内障手术的术中及术后并发症严重吗

白内障手术术中比较常见的并发症有:①球后出血,在球后麻醉时发生,应立刻退针,加压包扎,延期手术,出血多在1周内吸收,吸收后可再手术,但目前白内障手术中多采用表面麻醉,避免了此类并发症的发生。②切口意外,可能切开角膜内板层或伤及虹膜和晶状体,术中损伤致角膜后弹力层脱离是白内障术后最严重的并发症之一,常引起角膜持续性水肿,发病危险因素包括浅前房、重复或复杂的操作、错将生理盐水或黏弹剂注入基质层与后弹力层之间,以及遗传性的基质层与后弹力层间粘连较松等。一般采用前房注气法、前房注射黏弹剂、松解性角膜后弹力层切开术等方法治疗,前房注气联合穿刺排出预先产生的液体可辅助治疗单纯前房注气法疗效差的患者。③术中前房积血,积血会妨碍手术的进行,所以要彻底止血后再进行下一步操作。④后囊膜破裂,后囊膜破裂多发生于核硬的白内障、老年性白内障过熟期、高度近视、小瞳孔等患者,可以同时伴有晶状体悬韧带离断、玻璃体脱出,甚至晶状体核落入玻璃体腔,需要医师根据具体情况做相应处理。如是很小的后囊膜破裂,手术可按原计划进行,如后囊膜破裂伴玻璃体脱出,则要行眼前段玻璃体切除。⑤脉络膜下暴发出血,是术中不明原因的脉络膜下大出血,亦可发生在手术后,是白内障手术最严重的并发症之一,一旦发生,预后不良。

　　白内障手术的术后并发症有:①感染,眼内炎是白内障术后最严重的并发症,如手术后发生明显的术眼疼痛需提高警惕,发生感染的原因很复杂,据致病菌和病程长短可表现为急性或慢性反应。联合白内障手术(如白内障手术联合青光眼、角膜、玻璃体视网膜手术)术后眼内炎的发生率高于单纯白内障手术。围手术期使用抗生素滴眼液及术前结膜囊聚维酮碘消毒已被证实是预防白内障术后眼内炎最有效的措施。②角膜水肿,术后早期角膜水肿决定于多种损伤因素,例如,先前存在的疾病、机械性手术损伤、化学性损伤、术后炎症、植入的人工晶状体类型等,大多情况下可用糖皮质激素滴眼液滴眼,在数日至 3 个月内消失,如果角膜水肿持续 3 个月以上或出现角膜大泡,则可能发生角膜失代偿,需定期做角膜内皮检查。已经发生角膜失代偿者,可做穿透性角膜移植术。但角膜后弹力层剥除联合自动角

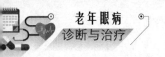

膜刀取材内皮移植术(DSAEK)对白内障术后角膜水肿的疗效并不乐观。近年来,撕除后弹力层、体外培养人角膜内皮细胞以及促内皮增生药物的研发应用为白内障术后角膜内皮损伤的治疗带来了曙光。促内皮增生药物的研发和应用 Rho 激酶抑制剂在体内外模型中均可增强 CEC 迁移和增殖。Rho 激酶抑制剂滴眼剂产品可治疗白内障术后发生的大泡性角膜病变。③葡萄膜炎,多在术后 1 周内出现,大多是手术反应,一般局部和全身用皮质类固醇治疗,如有较多残留的晶状体皮质,应再抽吸冲洗。④黄斑囊样水肿(CME),是指白内障术后数周到数月围绕黄斑中心凹的视网膜内液体积聚,是白内障术后视力减退的主要原因,分为急性(术后 4 周)、迟发性(术后 4 个月后)、慢性(CME 持续6 个月以上)和复发性黄斑囊样水肿。原因不明,可能为多种因素所致,包括前列腺素释放、玻璃体黄斑牵引累及毛细血管引起渗漏、显微手术操作对视网膜的光毒性损伤以及暂时性或长期的术后低眼压。患者会自觉视力下降、视物变形。术前及术后局部非甾体抗炎药可以有效预防炎症和阻止黄斑囊样水肿的发生,而近年来抗血管内皮生长因子(vascular endothelial growth factor, VEGF)药物玻璃体内注射治疗能显著减轻黄斑囊样水肿,提高视力。此外既往无黄斑囊样水肿的糖尿病患者,白内障术后 3～6 个月 CME 的发病率最高,且术前属于中度和重度非增生型糖尿病视网膜病变者 CME 风险更高。因此,应注重这类患者术后眼底情况和视觉满意度随访,尤其关注术后 3～6 个月的视力、FFA 和 OCT 检查,早发现、早诊断、早治疗。⑤视网膜脱离,多发生在轴性近视者、先天性白内障、一眼白内障手术后发生视网膜脱离、有视网膜脱离家族史者,另外手术中有玻璃体脱出者,术后视网膜脱离发生率高。高度近视患者白内障术后发生视网膜脱离的风险是非高度近视患者术后的6.12倍。而且越年轻的高度近视患者,术后发生视网膜脱离的风险越高。白内障术后黄斑裂孔导致的视网膜脱离平均在术后38.5个月发生,其中70%发生在高度近视女性群体中。由于高度近视患者悬韧带松弛及术后囊袋容易收缩,因此高度近视是晚期囊袋内自发性人工晶状体脱位的主要危险因素,占19.7%。如果发生视网膜脱离,需要手术治疗。⑥后发白内障,可发生在白内障术后数月至数年,白内障术后残余的晶状体上皮细胞沿后囊膜迁移、增殖、分化,最终在后囊膜上形成白色混浊,裂隙灯下可见晶状体后囊膜混浊,是白内障术后最常见的并发症,不仅影响视力,还影响视功能的其他方面,如导致眩光、对比敏感度下降、囊袋收缩影响屈光漂移等。后发白内障的发病危险因素与年龄、全身疾病(如糖尿病)、手术方式、术后炎症控制程度、人工晶状体的材料等有关。疏水性丙烯酸酯具有良好的生物相容性及生物黏性,相较于聚甲基丙烯酸甲酯(PMMA)、硅胶型,亲水性丙烯酸酯人工晶状体稳定性更好。而约3%的后发白内障需要YAG激光后囊膜切开。手术时年龄越小,距手术时间越长,发生率越高,如果后发白内障影响视力,可用Nd:YAG激光作后囊膜切开。近年来新研发的后部光学边缘尖锐的人工晶状体、纳米结构光热环一体化人工晶状体以及新型疏水性人工晶状体可以抑制晶状体上皮细胞的迁移、阻止残留晶状体上皮细胞纤维化,显著降低后发白内障的发生率。

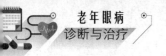

超声乳化手术后的并发症多吗

超声乳化白内障吸除术联合人工晶状体植入术是目前主流的白内障手术,虽然其具有手术切口小、视力恢复良好的优点,但还是可能会有以下手术并发症出现。

1. 角膜水肿和失代偿。超声乳化手术后角膜水肿比较常见,主要原因是手术操作的机械性刺激,比如截囊、乳化、劈核、植入人工晶状体等;其次,手术中的灌注和超声也可能损伤角膜内皮造成角膜水肿,灌注液的种类、灌注速度和时间长短、超声能量大小、超声时间长短、超声时距角膜内皮的距离都与此有关;另外,黏弹性物质、晶状体皮质和囊膜碎片等黏附于角膜内皮也会引起角膜水肿;单纯角膜水肿大多可自行恢复,但当角膜内皮严重受损而导致功能严重失调时就会发生角膜失代偿,如角膜状态很差,细胞计数接近临界值,可考虑行穿透性角膜移植。

2. 术后炎症反应。炎症反应是所有白内障患者手术后都面临的问题,并非超声乳化手术特有,如果超声乳化手术顺利,机械性刺激较少,则手术后可能无明显的炎症反应,如果手术不顺利,操作多,手术后的炎症反应可能很重、如房水明显混浊、浮游细胞多、人工晶状体表面薄膜形成等;人工晶状体的质量也可能与炎症反应有关,如果手术后数日或数周出现人工晶状体表面色素沉着、无菌性前房积脓并伴玻璃体混浊,就要考虑是否有人工晶状体毒性综合征,但随着人工晶状体材料和制作技术的提高，消毒条件的改善，这种情况已经很少见了；晶状体皮质过敏性眼内炎与手术中残留大量皮质或皮质及核坠入玻璃体腔有关，用糖皮质激素可以减轻症状和体征，但这种炎症反应要到皮质完全吸收后才会消退；感染性眼内炎是严重的并发症，发生时间和症状与病原菌种类有关，细菌性眼内炎表现为突然发生的眼球疼痛、前房和玻璃体大量渗出，有时有前房积脓，真菌性眼内炎发病较缓和，进展较慢，眼内炎一旦确诊，要全身和局部应用足量的广谱抗生素，必要时进行玻璃体切除并玻璃体腔注射抗生素。围手术期使用抗生素滴眼液及术前结膜囊聚维酮碘消毒已被证实是预防白内障术后眼内炎最有效的措施，现已升级为医疗标准，而术毕前房注射抗生素及其安全性和有效性也一直是热点问题。

3. 术后囊膜混浊。是白内障手术的常见并发症，也并非超声乳化手术特有，手术后囊袋内的细胞增殖可致瞳孔区混浊，可通过手术中彻底清除皮质和选择高生物相容性的人工晶状体来减少囊膜混浊的发生。

4. 青光眼。由于超声乳化手术的特点，术后较少发生青光眼，但以下原因可能会造成手术后青光眼，包括：手术后大剂量长时间应用皮质类固醇、手术后小梁网水肿、残留的晶状体皮质堵塞小梁、黏弹性物质滞留前房、术中玻璃体脱出处理不当、前房积血等，大多数继发性青光眼可自行缓解，但为避免高眼压对视神经的损害，还是要用高渗剂、碳酸酐酶抑制剂和β受体阻滞剂及时有效地降眼压；白内障手术后青光眼的治疗除了降眼压外，还要根据青光眼的不同类型做相应处理。如果发生了瞳孔阻滞性青光眼，可

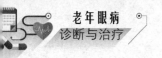
以行 Nd：YAG 激光治疗术。如果发生恶性青光眼，则要散瞳、巩膜穿刺吸出玻璃体腔内积聚的房水，必要时做前部玻璃体切除。如果是囊袋阻滞综合征，要设法切开囊袋，引流囊袋内液体，如是因为手术中虹膜、睫状体损伤出血进入玻璃体，则可引起血影细胞性青光眼，药物治疗无效时要考虑玻璃体切除。

5. 术后前房出血。超声乳化手术发生前房积血者比较少见，如果手术中出现并发症或手术中手术方式改为囊外摘除术，则前房积血的可能性增加，特别是在患者有全身性疾病，如控制不良的高血压病、糖尿病、血液病及长期用抗凝剂的情况下，前房积血较易发生，少量的出血可在数日内自行吸收，较多的积血可考虑用前房冲洗等方式来清除。

6. 瞳孔夹持。是后房型人工晶状体植入术后的特有并发症，可以由于手术后浅前房、过度散瞳、人工晶状体位置异常和术后持续炎症反应等原因所致，在治疗上，可以先活动瞳孔，交替散瞳和缩瞳，促进人工晶状体后退复位。如无效，可手术调整人工晶状体位置。

7. 瞳孔变形和移位。手术中的并发症如后囊膜破裂、瞳孔括约肌断裂或虹膜创伤等可造成瞳孔变形和移位。一般而言，若移位很轻且不影响视力，可不予处理，如果移位严重可行瞳孔成形术。

8. 黄斑囊样水肿。是白内障手术后最不具有预测性的并发症之一。一旦发生，将严重影响视力。黄斑囊样水肿是黄斑部毛细血管通透性增强所致，目前其确切病因尚不清楚，多认为是多因素作用的结果，如手术中低眼压时间长、手术光照、风湿病、心功能不全、高龄等；急性型黄斑囊样水肿发生在术后 3 个月内，可能和前列腺素释放有关,局部应用抗前列腺素和皮质类固醇药物反应良好;慢性型黄斑囊样水肿发生较晚,甚至数年后发生,对以上治疗无反应,预后不佳。

9. 视网膜脱离。相对于老式的白内障手术而言,超声乳化白内障吸除及人工晶状体植入术后,很少发生视网膜脱离,一般认为后囊膜破裂、人工晶状体震颤和眼内颤动是促进视网膜脱离的因素,一旦发现视网膜脱离,就要积极手术治疗。

10. 术后散光。超声乳化白内障手术的小切口虽然已在很大程度上减少了术后散光的发生率和程度,但还是不能做到无散光,切口大小、位置和方式,手术缝线种类,缝合方式,以及手术创伤程度都与术后散光有关,必要时可以通过拆缝线或配戴眼镜等方法来矫正。散光是一种常见的屈光不正,生理条件下,由于眼球在不同经线上的屈光差异,大多数正常眼都存在不同程度的散光。白内障术后散光残留是影响患者视觉质量的主要因素之一,>0.75D 的散光即可使患者出现视物扭曲、重影、眩晕等视觉症状。而且,鉴于白内障人群中普遍存在的眼表问题和电子产品大量使用的情况,即使最小的残留散光对患者眼部舒适度和视觉性能的影响也会被放大。可以通过透明角膜切口或对侧透明角膜切口及散光性角膜切开术在角膜陡峭轴上做单个或者成对的板层角膜松解切开从而使角膜陡峭径线变平,达到降低散光的效果。也可通过植入散光矫正型人工晶状体(Toric IOL),对术前规则性角膜散光≥0.75D 的白内障患者进行散光矫正。在 Toric 人工晶状体植入术中应用数字导航系统相较于传统手动标记可明显减小术后实际与预期散光的差值,减少术

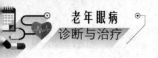

后 Toric 人工晶状体轴位与预期轴位的偏离。

得了白内障有药物治疗吗

由于白内障的病因尚未阐明,药物治疗尚未取得突破性进展,虽然目前抗白内障药物种类不少,但仍未有一种药物的疗效得到普遍承认,没有药物可以根治白内障。常用的治疗白内障的药物有:卡他灵、维生素 E、维生素 C、麝珠明目液、障翳散和石斛夜光丸等。对于早期的有临床意义的白内障,可以考虑先用药物治疗以减慢白内障的发展。但当白内障明显影响视力时,手术是唯一有效的解决白内障问题的手段。

白内障患者平时要注意的问题和白内障手术治疗的时机你了解吗

虽然白内障病程一般比较长,病情进展大多缓慢,但还是需要定期随访检查,如果没有特殊不适,可每半年到一年到眼科进行常规检查。如果是浅前房患者,更应有所警惕,一旦出现了眼球胀痛、视物模糊、眼红、头痛、恶心,甚至呕吐等症状,需及时就诊,这可能是发生了因晶状体膨胀所致的继发性青光眼,要尽快降眼压,以免高眼压对患者视功能造成损伤。由于医疗条件和技术的限制,过去白内障患者要等到看不见了才手术,手术后反应重,恢复慢;还有一部分患者在白内障发展过程中发生了继发性青光眼,则手术反应更重,效果不甚理想。现在随着手术设备的不断改进和手术技术的提高,白内障完全不需要等到看不见才手术。当白内障影响患者生活或工作时,即可考虑进行白内障手术。目前白内障的主要手术方式为超声乳化术联合人工晶状体植入术,手术时间短,切口小,散光小,手术后恢复快,视力恢复良好。随着折叠式人工晶状体和微切口超声乳化的出现,手术伤口将更小,散光更少,恢复更快。

白内障手术后会再发吗

白内障是晶状体混浊,手术中通过超声乳化或娩出的方法将混浊的晶状体去除,所以手术后不会再发。一般大家所认为的再发其实是发生了后发白内障,即手术后囊袋内残留的或新生的细胞增殖而导致的囊膜混浊,这是白内障手术后最常见的并发症。由于后囊膜混浊直接遮挡了视轴区域,故患者会感觉视力下降。减少后囊膜混浊的重要环节是手术中彻底清除皮质和选择高生物相容性的人工晶状体,从而减少由于刺激而致的细胞增殖。手术后发生后发障的时间为术后 3 个月～4 年,但后发白内障的程度和视力障碍并不总成正比。如果患者经过检查发现有后囊膜混浊,但无明显视物模糊,可不必治疗;如果患者自觉症状比较严重,检查发现后囊膜混浊或有牵拉性皱褶,则需要行 Nd：YAG 激光切开后囊膜。

青　光　眼

青光眼的发生率高吗

对这一问题很难有精确的回答,青光眼患者总数的计算取决于青光眼的定义、被研究人群的民族及人群的平均年龄。统计数据表明,人群中平均有3%的人为青光眼所累。若为老年人,这一数字明显更高些。据1995年世界卫生组织(WHO)发表的统计表明,青光眼引起510万人失明,占全球致盲人数的13.5%(位于白内障和沙眼之后)。青光眼是世界范围内的第二位的导致双目失明的原因。据一项研究表明,2002年全世界开角型青光眼和闭角型青光眼患者数可达到6 680万人,其中670万人双目失明。

在日本,1989年青光眼患者是14.4万人,到2002年达到55万人,13年间增加了近3倍。但是这55万人的数字是指在医疗机构接受诊治的患者数目,潜在的青光眼患者据推测有近500万人。1989年调查40岁以上人群中青光眼患病率为3.56%,约为30人中有1人患此病。2002年的一项调查显示,40岁以上人群中青光眼患病率为5.78%,几乎是17人中就有1人患有青光眼。在2006年的日本官方报道中,造成视觉障碍(含失明)的原因中,青光眼已经跃居第一位。

在美国,青光眼是第二位的致盲原因,是美国眼科门诊第一位最常见的疾病,是非洲裔美国人最常见的致盲原因。

虽然青光眼最常累及老年人,但是它可发生于所有社会阶层,带来严重的健康和经济影响,使其成为一项重要的公共卫生问题。

眼压高就是青光眼吗

青光眼这一术语,来源于古希腊词语 glaukos,意为"灰蓝色"。不过,医学史书并没有告诉我们这个词为什么以及什么时候产生。

给青光眼下一个恰当的定义并不容易。随着人们对青光眼本质认识的深化,传统的青光眼概念不断地被修正而日趋完善。最早的青光眼定义是德国眼科学家 Albrecht Von Graefe 所下的,他指出"从症状学概念上看青光眼的根本在于眼压升高,使视神经和视网膜的功能受到冲击",也就是说眼内压力是本病发展的主要方面。但是经过多年的基础和临床科学研究,人们对青光眼有了新的认识。高眼压并不是青光眼的必须体征,有高眼压的人,不一定都有青光眼(如高眼压症),有些青光眼患者的眼压水平在正常范围内(如正常眼压性青光眼)或临界值,但视盘和视野损害却已十分明显,由此可见眼压升高和青光眼并非同义词。目前将青光眼的特征归纳为:①眼压升高;②眼压升高引起一时性或永久性视神经损害(视神经纤维层缺失、视盘凹陷、视神经萎缩);③临床表现为多种眼组织受损和视功能障碍。

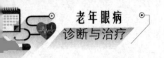

⌒ 眼压有什么意义和作用

眼内压(简称眼压)是眼球内容物作用于眼球壁的压力。眼压的作用主要有以下几点。

1. 眼压可维持眼球稳定的形状。当眼球注视方向发生改变时,眼外肌会对眼球施加拉力,眼睑也会对眼球施加压力,一定量的眼压有助于眼球无论是在运动还是眨眼时都不会发生变形,以免影响视网膜成像的治疗,眼压是这样维持眼球形状的。

(2) 眼压可以防止眼内组织的水肿。一定的眼压可以使得含有代谢物的液体回流入血液循环。

(3) 循环着的房水可以持续不断地冲洗眼内的不同组织,包括晶状体和角膜内皮层。为了保持组织的透明性,避免影响视功能,晶状体和角膜内皮层都是无血管的组织,这意味着它们没有自己的血供。因为没有血管提供养分,所以角膜和晶状体不得不持续地从房水中接受营养物质。

总之,一定的眼压是必需的,对维持眼球的形态是十分重要的,从而对保持眼球屈光间质的折射面的光学特性起着重要作用。当眼压升高时,可引起角膜水肿混浊、瞳孔括约肌麻痹、虹膜萎缩、晶状体混浊以及视神经萎缩等病变。如果眼压过低,则可导致血—房水屏障被破坏,产生白内障、黄斑水肿或视盘水肿等损害。因此,正常眼压对维持和稳定正常视功能具有十分重要的作用。

眼压的正常值是多少

从统计学的角度来说,正常眼压指的是在健康眼内出现频率最高的眼压范围。通常情况下,眼压正常值为 10～21 mmHg (Goldmann 压平眼压计)。大多数健康人的眼压都低于 22 mmHg,但并不意味着低于这个阈值,青光眼性损害就不会发生。我们可以看到,在眼压低于 21 mmHg 的情况下,青光眼性损害也会发生。反之,也有的人高于 21 mmHg,但并没有青光眼性损害出现。对于不同个体来说,可耐受不出现损害的眼压阈值都是不同的,它同时还依赖于其他高危因素的状况。

在正常情况下,眼压有以下特点:①眼压均匀地作用于眼球各个部分;②正常眼压是有波动的,其幅度为 2～3 mmHg。若动脉搏动压增高,眼压也会升高;③眼压具有昼夜节律性。大多数人的昼夜节律是早晨最高,晚间低。但是在白天或夜间出现眼压高峰和低谷的时间上,个体之间也存在着差异。24 h 眼压波动的范围,其正常值为≤4 mmHg,如≥8 mmHg 则认为是病理性眼压波动。眼压的昼夜节律可能与循环和内分泌有关,如血压、体温、皮质激素分泌等,也有人认为与房水分泌率或房水外流阻力有关。为了检测患者眼压的波动范围和峰值,单纯测量一个眼压值是不够的,有必要在一天内的不同时间多次对患者进行眼压的测定。从统计学分析上午 11 时所测眼压多能代表正常群体的眼压值;④眼压具有季节性变化,一般冬天眼压

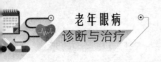

高,夏天低;⑤眼压受生命活动的节律性影响,如脉搏、呼吸节律等;⑥眼压随体位而改变,卧位较坐位和直位眼压要高,相差2~3 mmHg。青光眼患者其眼压随体位变动而升高较正常人显著。

眼压高低的影响因素是什么

房水流入和流出眼球的速率决定了眼压的高低。当房水流入和流出眼球的速率相等,就为稳定状态,眼压保持恒定。

房水流入眼内的速率是由房水生成的速率决定的,房水从眼球流出的速率与房水外流时遇到的阻力和上巩膜静脉压有关,所以眼压就是房水的产生和排出相平衡的结果。房水生成的减少和(或)流出的增加会导致眼压的降低。反之,睫状体分泌房水量的增加和(或)房水排出阻力的增加会导致眼压的升高。因此,眼压是下列3个因素决定的:①房水的产生;②房水外流阻力;③上巩膜静脉压。了解房水生成和外流的各种影响因素,对认识和治疗青光眼非常重要。

易引起高眼压的危险因素有哪些

一种可以增加某一特定事件发生的概率的因素被称为危险因素。引起高眼压的危险因素有以下几点。

1. 年龄。年龄在青光眼的发病中是一个不可忽视的因素，大多数患者是在 40 岁以后被发现眼压升高的。哪怕是健康的眼睛，眼压也会逐渐升高，这是由于小梁网的老化引起房水排出减少所致。由于随着年龄的增长，房水的产生也在不断地减少，所以健康老年人的眼压升高是有限的。但少数人随着年龄增长眼压会明显升高，具体原因目前尚不完全清楚。对于大多数青光眼患者来说，眼压的升高始于 40～50 岁，而且随着年龄的增长而升高，这一点很重要，因为人的平均预期寿命在不断地增长。

2. 家庭背景。遗传因素的确在青光眼的发病中起着不可忽视的作用。人们很早就认识到青光眼患者的子女比一般人更容易患青光眼。目前也可以确定遗传因素的确与先天性青光眼有关。

3. 种族。非洲裔群体常常眼压比较高，而且年龄比较小的时候就发现眼压有所升高。

4. 远视和近视。远视眼发生闭角型青光眼可能性有所增加，而近视眼对高眼压更为敏感。

什么是青光眼性损伤

视觉这一动作包含了以下过程：光线进入眼内后，视网膜将光信号转变为大脑能够处理的电信号。视网膜光感受器——视杆细胞和视锥细胞，接受光刺激，将信号传至视网膜节细胞（轴突）。然后，视觉信号以神经冲动的形式经视神经传导至大脑特

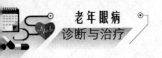
定部位。

青光眼性损伤,一般可以通过 2 个方面进行描述:形态方面的改变和功能方面的改变。形态方面的改变是指视盘可见的损伤,也就是视杯或凹陷的改变。功能方面的改变是指视觉信息的缺失,表现在青光眼就是视野的改变。

患青光眼时,由于眼压升高,视神经受到压迫,神经细胞和纤维逐渐死亡。因此,眼球和大脑间的联系逐渐被阻断。虽然视杆细胞和视锥细胞仍在继续工作,眼球仍可"看到"光线,但传递到大脑的视觉信息受到了损害,这就是青光眼性损伤。通常情况下,即使 40% 的神经纤维萎缩,本人也不会发觉。青光眼初期不出现症状就是这个原因。等到患者感觉到有视觉障碍时,病情往往已到了严重损伤的程度。即使视力是 1.0,视野缺损也已非常严重。而神经纤维一旦死亡,依靠现在的医学技术不可能恢复。因此,青光眼的早期发现至关重要,如能及时发现并及时治疗,通常可预防青光眼引起的视觉障碍甚至失明。

易引起青光眼性损伤的危险因素有哪些

从 19 世纪中叶开始,人们就知道眼压的升高可以导致青光眼性损伤。很明显,高眼压是最常见、最关键的高危因素,但是仍有一部分青光眼性视神经损伤的患者眼压并不高。还有一种情况,对某些患者眼压中度升高就会导致损伤,而对其他人可能并不会造成损伤。这就说明除了高眼压外,其他高危因素的重要性。在生活中,我们常可以看到一个突发事件的发生可有几个因素共同作用而引起,这个道理同样适用于青光眼的发生。

1. 眼压。眼压越高,青光眼性损伤的发展程度就会越严重。但令人惊讶的是,急性的眼压高度升高(如急性闭角型青光眼)往往可以被组织所承受,实际造成的损伤比慢性眼压升高要小。必须要注意的是,对于青光眼性损伤的患者来说,观察他们的眼压波动比记录他们的平均眼压值更有意义。有资料显示,那些眼压大幅度波动、眼压峰值反复出现的患者,更容易引起青光眼性损伤和功能丧失。治疗青光眼不仅要降低眼压,更要防止眼压的反复波动。

2. 年龄。以人群为基础的研究发现青光眼的发病率随年龄有增长趋势。一般来说,在40岁以上人群中发病率每10年大约增加2倍。

3. 家族史。患者的遗传编码在相当程度上决定了患者可以耐受的眼压水平——即不出现青光眼性视神经损伤的眼压水平。在现代疾病中,遗传已越来越成为最基本的一个病因。和青光眼有关的研究表明,青光眼的发展并不是只与单个基因有关,而是与几个基因的病理性改变有关。如果家族中某一人患有青光眼的话,则其他成员很有必要做定期的眼部检查。

4. 种族。闭角型青光眼在爱斯基摩人和东亚的蒙古人种中发病率高,开角型青光眼多见于黑种人和白种人。日本人正常眼压性青光眼患者较欧洲人多。

5. 性别。尽管不同性别的人群中眼压并没有差异,但女性中患正常眼压性青光眼和闭角型青光眼的概率比男性高。

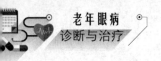

6. 近视和远视。远视患者发生闭角型青光眼的概率比较高,但他们对高眼压的敏感并没有增加。而对近视(尤其是高度近视)患者,他们对高眼压的敏感性较高。这意味着在眼压相同的情况下,近视眼患者比正视眼更容易发生青光眼性损伤。

7. 血压。众所周知,高血压是危害健康的一个因素,但人们往往忽略的是,低血压同样也是危害健康的一个因素。近年来的研究表明,青光眼性损伤的发生发展与低血压有一定的联系。在低灌注人群中,开角型青光眼的发病率比一般人群高出几倍。他们在白天的血压往往是正常的,但到了夜间,他们血压降低的程度比正常人严重得多。从另一方面来说,高血压在青光眼的发生和进展中也是一个影响因素。通常慢性高血压会导致动脉硬化,这种情况在青光眼的进展中造成不利影响。

8. 血管痉挛。有一部分人的血管对某些特定刺激如寒冷、情绪的激烈波动等反应非常强烈,这种情形称为血管痉挛综合征。这些患者常常伴有眼部血管调节功能紊乱,目前的研究显示血管痉挛患者有正常眼压性青光眼的易患性。

9. 糖尿病。在一些调查中,开角型青光眼在糖尿病患者群体中的发病率较普通人群高出 2 倍。尽管现有证据表明,糖尿病可能是患青光眼的一个高危因素,但医学界尚未形成统一意见。

10. 视盘形态。视盘的组织损害越严重,在疾病的进展中视神经纤维就越容易丢失,但是否真的是一个致青光眼的高危因素目前仍在争议之中,但视盘上或视盘附近的出血肯定是高危因素。

青光眼分为哪几类 ⟩

自从 Albrecht Von Graefe(1857 年)首次对青光眼进行分类以来,世界各国已有许许多多的分类方法。随着眼科技术和设备的发展,人们对青光眼病因有愈来愈多的了解,使青光眼分类从单一的以房角为基础的分类,跃升为结合病因进行分类。由此可见,对青光眼的分类过程,也就是人们对青光眼认识不断加深的过程。任何一种青光眼分类都不免有其片面性和不足之处,需要我们不断实践,不断总结、丰富和纠正其内容,使其日趋完善。

1. 原发性青光眼。指没有与可以确认的有关眼病有联系的青光眼。这一类青光眼有两种基本类型,即闭角型青光眼和开角型青光眼。闭角型青光眼眼压升高是由于虹膜根部机械阻塞前房角引起,又可分为急性和慢性 2 种。开角型青光眼眼压升高时房角仍然开放,说明其眼压升高不是由于虹膜根部机械阻塞前房角,而是由于小梁网本身的病理改变使房水外流阻力增加。部分开角型青光眼的眼压仍在统计学的正常范围内,但具有典型的青光眼性视盘病变和视野缺损,我们称之为正常眼压性青光眼或低压性青光眼。

2. 继发性青光眼。是由于眼部疾患或全身病引起的眼部改变,影响房水排出,导致眼压升高。由于这类青光眼也像原发性青光眼存在着房角开放及关闭 2 种情况,故按房角分为继发性闭角型青光眼和继发性开角型青光眼。

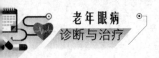
3. 混合型青光眼。2 种以上的原发性青光眼、继发性青光眼或原发性与继发性青光眼合并存在,均属于这一类。

4. 先天性青光眼。又可分为:①婴幼儿型青光眼:出生时或出生后 6 岁以内发生的青光眼;②青少年型青光眼:青少年期因房角发育异常所致的青光眼;③青光眼合并先天异常。

青光眼的症状有哪些

不同类型的青光眼有不同的临床表现。

1. 急性闭角型青光眼患者的眼压从正常急骤升高至极高的水平,会导致患者出现严重的头痛和眼痛,包括恶心、呕吐、视力急剧下降、角膜水肿、瞳孔散大等。

2. 间歇性闭角型青光眼是急性闭角型青光眼的一种较轻的类型。由于房角没有完全关闭,眼压的升高往往不是很高且持续时间也不是很长,症状也相对较轻。在大多数情况下,患者会感到眼球或眼周的胀痛及头痛,也可出现短暂的视力障碍,但会出现强烈的全身症状,如恶心。呕吐则较少见,如不治疗,这种发作就反复地出现。

3. 慢性闭角型青光眼。2/3 以上的慢性闭角型青光眼患者有反复发作的病史。发作时表现为或多或少的眼部不适、发作性虹视,部分病例有头昏或头痛,冬季略多见于夏季。患者没有任何自觉症状,偶尔遮盖健眼,始发现视力有严重障碍。

4. 原发性开角型青光眼。发病隐蔽,进展极为缓慢,故不易察觉。早期一般无任何症状,当病变发展到一定程度时,可有轻度眼胀、视力疲劳和头痛。在病情的发展过程中,中心视力一般不受影响,而视野逐渐缩小至管状,最后完全丧失。

5. 正常眼压性青光眼。目前在临床上被认为是眼底和视野出现持续性青光眼损害,而眼压始终正常的一种状况。除眼压外,其他表现与原发性开角型青光眼类似,故也有人认为它是原发性开角型青光眼的一种亚型。

青光眼就诊的时机重要吗

青光眼的早期诊断非常重要,首先是因为青光眼盲是不可逆的,也就说一旦发生即不能恢复。其次,早期发现要比病变进展到严重时,治疗更有可能取得成功。这说起来很简单,实际上很难做到。因为:①只有在患者就诊时,才有诊断青光眼的可能。②通常该病的早期改变不易与正常变异区分。疾病发展的一段时间内,很难确定这些改变是否将发展成青光眼损害。急性青光眼患者由于眼压急剧上升出现明显的症状,患者总会立即就诊。而慢性青光眼患者有相当一段时间内不会去注意那些异常表现,医生常常发现患者第一次就诊时就有大范围的视野受损。这种情况在老年人群体中更常见。因此,无论什么时候出现视觉方面的问题,无论表现为哪一种形式,都应当去眼科进行检查。如果问题出现在近期短时间内,更应该去医院就诊。眼球或眼周胀、虹视也需去医院检查。当有疑问时,多向眼科医

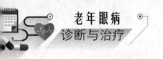

生咨询总比少咨询更安全。对既没有任何眼部症状和眼部不适，也没有青光眼家族史的人，建议在 40 岁时，做一次眼科检查。当有症状出现、家族史或者其他危险因素时，建议宜早进行眼科检查。眼科医生会告诉你是否存在青光眼的可能性。如果有青光眼的某些迹象，医生会让你做一些检查来证实或排除青光眼。如果确诊是青光眼，需要明确损害的程度并及时治疗。

诊断和治疗青光眼需做哪些眼部检查

　　青光眼是一种复杂又难以根治的眼病，对健康危害极大。由其引起的双目失明，无论对患者本人还是对社会都是不可估量的损失。诊断和治疗青光眼需要进行以下几项检查。

　　1. 常规眼部检查。治疗前根据眼部及视功能的检查情况，判断眼底及治疗后的效果，包括视力、色觉分辨力、裂隙灯检查等。

　　2. 眼压检查。在青光眼的诊断、治疗及随诊监测中，眼压的测量是非常重要的。

　　3. 眼底视神经检查。眼底视盘和视网膜神经纤维层检查是诊断、随访及预后评估必不可少的指标。有研究显示，青光眼患者视网膜神经纤维层出现异常可早于视野缺损 4～6 年。视网膜神经纤维丧失 40％，用 Goldmann 视野计检查视野仍可完全正常。因此，眼底视神经检查对开角型青光眼早期诊断至关重要。目前常用的青光眼眼底视神经检查方法主要有：检眼镜、眼底照相、神经纤维层厚度分析和光学相干断层扫描等。

4. 前房角镜检查。前房角检查不仅有助于发病机制、临床分型的详细探讨,而且对制定治疗原则、估计预后均有较大的临床实用价值。

5. 视野检查。视野是指眼睛固视不动时所看到的范围。虽然青光眼患者每次就诊时都被要求测眼压,但事实上,影响青光眼患者生活质量的不是眼压,而是视功能损害。医生治疗的最终目的也是尽量使青光眼患者的视功能不进一步恶化。视野检查是目前评价青光眼视功能损害的最基本、最主要的监测指标。眼底视盘和视网膜神经纤维层分析固然非常重要,但也无法替代视野检测在青光眼诊断和随访中的意义和作用。

6. 超声生物显微镜(UBM)检查。UMB 是 20 世纪 90 年代初发展起来的新型眼科影像学检测工具,其利用高频超声作为探测源,结合计算机图像处理技术为眼科医生提供了具有高分辨率、实时、定量和不受混浊角膜影响的眼前段二维图像。经过多年的临床观察,UBM 作为青光眼的检查手段,既安全方便又准确可靠,而且对青光眼发病机制的探讨、手术适应证的选择、术后并发症的观察及手术后长期监测都是很有价值的,是一种不可替代的检查技术。

你能正确理解眼压测定的数值吗

解读眼压测定的结果必须注意以下一些因素:

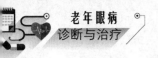

1. 角膜的厚度。正确理解眼压对青光眼患者来说是非常重要的。在判断眼压数值的正确与否时，角膜厚度是一个比较重要的参数。影响角膜厚度的因素包括是否做过近视手术、是否有角膜疾患等。角膜较薄是青光眼发生和进展的危险因素，由于每次测量的数值偏低，容易忽略青光眼的诊断，从而丧失治疗机会。

2. 昼夜眼压波动的因素。眼压昼夜波动较大也是青光眼病情进展的独立威胁因素，所以在整个治疗过程中，我们不仅要关注日间工作时间内的眼压水平，更要关注眼压昼夜的波动性。24 小时眼压测量对于诊断、鉴别诊断、观察疗效、调整治疗方案及个体化的治疗等都是十分必要的。例如，在诊断是否是正常眼压性青光眼时，24 小时眼压测量数据是必不可少的，有时甚至要测量 2～3 次。对于药物治疗，24 小时眼压测量结果有助于选择药物种类及确定药物的具体使用时间。如眼压峰值出现在夜间的患者更适合使用前列腺素类药物，而不宜使用肾上腺素能受体阻断剂。根据眼压峰值出现的具体时间，结合药物达到最佳降眼压效果的时间，我们可以确定药物的具体使用时间。掌握 24 h 眼压水平及各种药物的药代动力学特点并灵活运用，才能真正做到青光眼的个体化治疗。开展 24 h 眼压测量应注意几点：①一定要包括夜间和凌晨的眼压；②患者最好要住院检查，尽量不要打乱日常的生活规律；③测量中要保证同一检查者使用同一台仪器，以保证结果的准确性和可比性；④对使用药物的患者，要同时记录用药的具体时间。

3. 目标眼压的制订。所谓目标眼压就是指能够使视功能保持稳定的安全眼压水平。究竟要将个体患者的眼压降到多少，病情就不会进展呢？这就需要我们对不同的患者制订不同的目标眼压。

如何制订目标眼压

每个患者目标眼压的制订要根据多种因素，如年龄、青光眼类型、检查的各项相关指标（角膜厚度、视网膜神经纤维层厚度、视野缺损程度、眼底的改变程度）、病情的发展和严重程度、其他并存的危险程度、有否青光眼家族史及失明史、高度近视史等。对不同的患者或同一患者病程的不同阶段，设定的目标眼压也是不同的，其方法如下：①年龄。对年纪大的患者、进展慢或没有进展时，目标眼压可以设定在 16～18 mmHg。对中、晚期患者，视野大部分丢失或已呈管状视野者，目标眼压定得越低越好，最好在 15 mmHg 以下。同样的病情，对年轻人的目标眼压可以设定的更低一些。②视野及眼底视盘改变。对早期的视野改变，如旁中心暗点、鼻侧阶梯，眼底 C/D 比小于 0.4，眼压控制稳定者，目标眼压可以设定在 15～17 mmHg。对中晚期改变者及眼底 C/D 比大于 0.7，目标眼压应设定在 15 mmHg 以下。③角膜厚度。在设定目标眼压时，必须考虑到角膜厚度的因素，对角膜薄的患者，设定目标眼压要低一些。

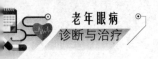
青光眼视神经损害的特征是如何表现的

　　青光眼特征性视神经损害主要有盘沿丢失、视神经纤维层缺损及视盘线状出血。这3项中若同时出现2项即明确提示有视神经损害。如果出现一项，则需要结合眼压、视野结果综合判断，必要时需长期随访以明确诊断。早期青光眼视神经损害是不对称的，多出现在颞下方和颞上方，尤其是颞下方最多见。既往认为杯盘比(C/D)增大是青光眼的特征性改变，但近年来的研究显示，因先天发育导致的杯盘比较大者不在少数。杯盘比大是否是青光眼损害引起的，需要同时结合视杯形态、盘沿形状及视网膜神经纤维层检查综合判断。但要注意，有研究表明大视杯是开角型青光眼的危险因素，仍应建议定期随访。在判断是否存在青光眼视神经损害时，需要循序渐进地问3个问题。视盘是否正常？若视盘异常，则需问这种异常是否由青光眼所致？这里，还需要除外一些非青光眼性的视神经改变及某些先天发育异常、正常生理变异的视盘。如果回答是肯定的，眼底表现是特征性的青光眼视神经改变，那就要问第三个问题：这种改变与临床表现、眼压、视野和(或)其他视神经检查结果相符吗？如果眼底表现不典型或各项检查结果不相符合，或眼压视野都正常仅仅有眼底视神经损害表现，则需要定期复查、长期随访以明确青光眼的诊断。

视野检查有什么意义 ⊃━━

　　视野检查法是眼科的重要检查方法,不仅用于青光眼,也用在其他疾病的诊断。青光眼视野检查的目的在诊断时是评估青光眼性视功能损害,随访时是检测病情是否进展。例如开角型青光眼的诊断不完全取决于眼压,单纯眼压升高而没有视盘改变及相应视野缺损,只能诊断为高眼压症。相反,正常眼压性青光眼,眼压正常,但有视盘改变及视野缺损,因此视野是诊断青光眼的重要指标之一。对于接受青光眼治疗的患者来说,抗青光眼治疗是否有效,不能仅凭眼压的数值,而应定期检查视盘损害及视野缺损是否继续进展。这是因为眼压存在日间波动,一次测量眼压正常不等于眼压控制满意。此外,不同的人因病情严重程度、年龄、血供状态、是否有全身疾病等不同导致视神经耐受眼压的能力也不同,即目标眼压存在个体差异。临床上我们根据既往研究结果及临床经验设定个体化的治疗后目标眼压,但这个目标眼压是否就是安全眼压就需要定期随访视野和眼底。青光眼视野缺损进展的快慢,可以直接说明病变发展的状况。对于高危人群、可疑及已经确诊的青光眼,均应定期随访眼底及视野,以监测视功能有否进行性损害。

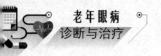

影响视野检查的因素有哪些

影响视野检查的因素主要包括以下几点：

1. 年龄。年龄是影响几乎所有心理物理检查的主要因素。随着年龄的增加，视网膜敏感度下降，这种下降以周边部视网膜更明显。按 Octopus 的标准，24 岁以后，年龄每增加 10 岁，平均光敏度下降 1 dB。这种与年龄相关的视野变化的主要原因是：①随着年龄的增加，视网膜神经节细胞衰退，神经纤维的数目减少。②老年人晶状体混浊，透光率减少，从而降低了光标的实际刺激强度。③反应时间延长，在动态视野检查中，反应时间延长可使所测定的视野范围小于实际可见的视野范围。

2. 瞳孔大小。瞳孔过大或过小均可影响视野检查结果，但瞳孔过小对视野检查的影响更为明显。一般做视野检查时，要求瞳孔直径＞3 mm。

3. 屈光不正。未矫正的屈光不正不能使光标在视网膜平面形成焦点，而未形成焦点的模糊物像比实际物像略大，亮度略暗。在中心视网膜区域，这种变化对视野检查结果的影响更明显。因此，在检查中心 30°范围视野时，应根据受检眼的屈光状态和受检者的年龄选用合适的矫正镜。

4. 固视情况。在视野检查中，固视的好坏对结果精确性影响很大。良好的固视也是完成视野检查的必要条件。固视不良者，甚至生理盲点也不能定位。

5. 学习效应。初次接受视野检查者再次复查时,等视线常比初次结果略大,这种通过熟悉检查程序而使视野扩大的现象称为学习效应。学习效应在检查周边视野时更明显。由于首次检查不能准确反映真实的视野情况,建议以时间相近的第二次甚至第三次视野检查结果作为视野的基线。

6. 其他。检查时间过长可使受检者疲劳,错误增多,其结果不稳定也不可靠。一般认为,每眼检查时间不宜超过 20 分钟。受检者的智商、文化水平和对视野检查的理解程度也影响视野检查结果。其他可影响视野检查结果的因素有:受检者注意力集中程度、合作程度、平均反应时间、上睑位置,以及全身的一般健康状况等。

常见的青光眼视野改变如何表现

1. 旁中心暗点。旁中心暗点是最多见的一种青光眼早期视野缺损,占 75% 左右。旁中心暗点在出现时多为单个或多个孤立的浅暗点。早期暗点有一定波动,时有时无,大小也不稳定。随着病情的发展,旁中心暗点变为恒定,且暗点范围扩大,缺损深度增加。

2. 鼻侧阶梯。鼻侧阶梯也是较常见的早期青光眼视野缺损,占早期青光眼视野缺损的 20%～75%。鼻侧阶梯在青光眼视野检查中占有较重要的地位,其原因是:①鼻侧阶梯容易发现;②鼻侧阶梯常常合并其他类型的视野缺损,如旁中心暗点;

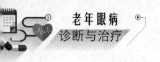

③鼻侧阶梯有助于鉴别诊断,如眼科其他疾病也可引起视野改变,但不会引起鼻侧阶梯。

3. 弓形暗点和环形暗点。弓形暗点可为相对暗点或绝对暗点,但最常见的是相对性弓形暗点中有一个或多个致密的核心区。上下方弓形暗点在鼻侧水平径线上互相融合即形成环形暗点。

4. 管状视野和颞侧视岛。晚期青光眼多仅残存中心管状视野和(或)颞侧视岛。

眼压控制后视野进一步丧失,其可能原因是什么

眼压控制后,视野进一步丧失,其原因可能有:

1. 眼压控制不够低。视神经损害程度越重,其残余神经纤维对眼压的耐受性越差。对晚期病例,要求眼压比一般水平更低,眼压应控制在 15 mmHg 以下,以防进一步恶化。

2. 昼夜眼压波动。24 小时眼压波动检查对指导青光眼治疗颇有帮助。

3. 眼压测量误差。用压陷式眼压计测眼压,受球壁硬度影响。如近视眼因其球壁硬度低,压陷式眼压计测量结果可能正常,但其矫正眼压显著增高。即使采取目前相对可靠的 Goldmann 压平眼压计,也可能存在误差。研究表明,中央角膜厚度是压平眼压测量的主要误差因素。中央角膜厚度每增加 0.18 mm,压平眼压测量值增加 1 mmHg。

4. 眼压虽然控制满意,但其他非眼压因素仍在损害视神经。如贫血、动脉硬化、颈动脉阻塞、严重外伤、溃疡病出血等引起视神经供血不足,视野缺损也可恶化。

5. 人为因素。视野检查为主观检查,应排除人为误差。其次,瞳孔大小、晶状体透明度改变,也可影响视野检查结果。因此,在追踪和比较视野改变时,应严格控制检查条件的可比性,即检查者、操作技术、照明条件、视标大小、患者合作情况等都要求一致。

青光眼的一般治疗原则有哪些

青光眼的一般治疗原则有以下几点。

1. 治疗目标。眼科医师的主要目标当然是保持患者一生的视功能。

2. 避免危险因素。尽管近年来我们对青光眼危险因素的了解有所增加,但其中只有少部分受行为改变的影响。青光眼最主要的危险因素是眼压升高,但迄今为止,还不知有什么行为改变能降低或阻止眼压升高。然而,下列有益健康的生活方式值得推荐:足够的睡眠,适量的身体锻炼,富含维生素、低脂饮食,不吸烟,控制体重。尽量过一种在个人、职业生活中没有较大心理压力的生活。幸运的是,一些方法已被证明能有效地阻止青光眼损害,其中最重要的是及时到眼科就诊:40岁开始进行眼科检查。如果有青光眼家族史或危险因素应更早进行眼科检查。

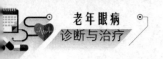

眼科医生一旦发现青光眼损害征兆或眼压超过 25 mmHg 时就应予以早期治疗。

3. 治疗方法。在理论上,有 3 种不同的但又是互补的方法能阻止青光眼的损害:①降低眼压和保持眼压稳定;②改善和恒定眼内灌注;③保护神经。其中最重要的治疗是降低眼压。

4. 生活质量。治疗的根本目的是为了改善患者的生活质量。对于青光眼患者来说,由于其既不能察觉危险因素(急性发作除外),也不能察觉发病早期的损害,因此,治疗的目的不仅在于改善当前的生活质量,而在于将来的数年或数十年里保持现在的生活质量。为了实现这一长远的目标,轻微降低当前的生活质量也应被接受。诊断和治疗的开始会以各种方式影响患者当前的生活质量:如频繁的就诊和耗时的检查、治疗的不良反应等。另外,在手术后的一段时间内,患者的视力可能会更差。因此,医生和患者必须紧密合作,评估各种治疗方案的优、缺点,但最终的决定权在患者。

如何选择降低眼压的方法

降低眼压的方法如下:①药物治疗;②激光治疗;③手术治疗。这些方法选择的顺序因不同青光眼类型和不同医生而异。尽管有很多治疗策略可供选择,在多数情况下,先选择药物治疗使眼压恢复正常。如果治疗无效,就必须选择手术治疗。但也有一些学者认为应先手术治疗,如果手术不成功再采取药物治疗。而另一些专家认为,首先应采取激光治疗。但手术降压是三者中的主要方面,特别对闭角型青光眼、婴幼儿型青光眼,更是如此。统计资料显示,对于视野而言,手术降压好于单纯药物治疗。然而,任何手术都有一定的内在风险,故大多数情况下,都先使用药物降压。

青光眼的药物治疗如何选择

药物治疗是早期青光眼患者可以做一线防御的手段之一,但是有效的治疗取决于正确的诊断,并一经诊断立刻用药,以下情况可应用药物治疗:

1. 各种类型青光眼早期。

2. 急性闭角型青光眼的急性发作期,术前联合用药尽快尽量控制眼压,为手术做准备。

3. 各类术后残余青光眼。

4. 药物治疗后视功能损害无进展者,继续用药。

5. 对手术的风险有恐惧者。

6. 对手术所可能发生的意外情况不能理解者。

7. 暂因各种原因不能手术者。

8. 药物治疗后 24 小时眼压控制稳定者,可以继续用药。

9. 对药物治疗有很好耐受性的患者。

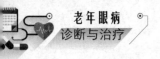

常见治疗青光眼的药物分为哪几种

1. 毛果芸香碱。又称匹罗卡平,是最具代表性的缩瞳剂。自从 1877 年被临床应用以来,已有 100 多年的历史,目前仍为某些类型青光眼的基本治疗药物。但有几种特殊类型的青光眼应禁用或慎用此药:①恶性青光眼、小眼球、球形晶状体、晶状体脱位等继发闭角型青光眼应禁用。②缩瞳剂可引起血—房水屏障的破坏而产生虹膜炎,缩瞳过程中牵拉异常血管导致出血,因此新生血管性青光眼、葡萄膜炎继发青光眼、前房积血继发青光眼等应慎用缩瞳剂。③由于缩瞳剂会引起睫状肌收缩牵拉视网膜,有发生视网膜脱离潜在可能性的患者应慎用。④房角全部粘连性关闭时缩瞳剂降压效果差,不宜使用。⑤先天性婴幼儿型青光眼使用缩瞳剂降压效果不明显,应慎用。

2. 马来酸噻吗洛尔(噻吗心安)。只要没有全身禁忌证,几乎各种类型青光眼都适用。但由于噻吗心安是非选择性 β 受体阻滞剂,可作用于与心肌收缩有关的 β_1 受体和与血管、支气管平滑肌舒张有关的 β_2 受体,对大多数健康患者,这种作用没有明显后果,但对伴有严重心血管和呼吸道疾病的患者具有潜在的严重不良反应,因此对患有严重心脏病、窦性心动过缓、哮喘或严重阻塞性肺疾患患者应禁用此类药。

3. 乙酰唑胺。对各种类型高压性青光眼均有降眼压作用,是手术前应急控制眼压的有效降压药物。但其引起的全身不良反应比较普遍,不宜长时间使用。尤其在下列情况下,更要注意:①肝硬化、酸中毒、肾功能不全、心力衰竭、电解质紊乱者禁用;②既往有尿路结石、肾绞痛、磺胺尿结晶者禁用;③对磺胺过敏者禁用。

4. 前列腺素类衍生物。此类药物降压幅度大、效果持久、昼夜眼压波动小、严重不良反应小、点药次数少,是比较理想的降眼压药物。在欧洲、美国、日本、马来西亚等国家的青光眼治疗指南中,已明确指出前列腺素类药物是治疗开角型青光眼的首选药物,但其价格较贵,故限制了在我国的广泛使用。使用中需注意:①对于房角广泛关闭的闭角型青光眼不宜使用;②由于前列腺素与炎症反应有关,既往具有眼部感染史(葡萄膜炎)、外伤继发高眼压、急性眼部感染、新生血管性青光眼及眼部手术后继发青光眼的患者,均应禁用此类药物;③前列腺素类药物有发生黄斑囊样水肿的可能,故在无晶状体患者、后囊破裂的人工晶状体眼患者和有黄斑水肿危险因素的患者中,使用时需谨慎。

青光眼为什么需要手术

由于手术去除已有的青光眼损害是不可能的。因此手术的目的只是降低和稳定眼压,如果这个目的达到了,视野损害进展的可能性将显著下降。手术结束后,要坚持频繁持续的眼压测定,即使眼压正常,视盘的形态学和视野的检查仍是关键,其他危险因素仍不能不关注。

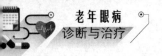
哪些情况是青光眼手术的适应证

一般原则:当应用药物后,眼压仍显著升高或保守治疗下青光眼损害仍进行性发展时须手术治疗。另一个考虑手术的原因是,不能耐受药物治疗。除了一般原则,还有例外:当决定手术时,必须考虑患者年龄、一般健康状况、另一眼情况和青光眼的类型。关键是为了远期的疗效,并让患者了解手术可能带来的不利影响。

青光眼手术的优点在哪里

如果手术成功,可使眼压降低和稳定在一个可以接受的低水平上,低水平和恒定的眼压能显著地提高视野的远期预后,患者不再需要使用药物治疗。但是这种理想状况在初次手术后也许达不到,再次手术有时也是需要的,而且往往是可能的。

青光眼手术的缺点有哪些

患者不得不花费大量的时间在术前、手术期间和术后进行随访。有可能出现短暂的、有时是持续的轻微视力降低。在一部分病例中,青光眼术后晶状体混浊(白内障)比正常健康人发展得更快,而且,白内障可能在未引起主要的问题时就必须摘除。最普遍的问题是眼压再次升高,眼压升高往往是逐渐发展的,出现在术后几个月、甚至几年。因为使用了丝裂霉素 C,这个问题逐渐变少。然而,患者应该知道,有时降眼压药物和再次手术是必需的,第二次手术通常会有一个比较好的预后。

青光眼手术的类型分几种

青光眼手术的机制主要是促进房水的排出或减少房水的生成。根据手术目的可分为以下几种:

1. 内引流手术。如解除瞳孔阻滞的虹膜周边切除术等。

2. 建立新的眼外引流途径。也称为滤过性手术,是最常用的青光眼手术,包括小梁切除术、巩膜咬切术、青光眼引流阀植入术等。

3. 减少房水分泌类手术。如睫状体冷凝术、睫状体切除术等。

4. 一次解除多种阻滞的联合手术。此类手术主要治疗一些难治性青光眼,如恶性青光眼、外伤性青光眼、晶状体脱位继发青光眼等。

5. 其他。超声乳化白内障摘除治疗早期闭角型青光眼等。

青光眼手术方法很多,但没有一种方法适用于所有青光眼,就是同一类型青光眼,同样手术方法,其疗效也不相同。所以在

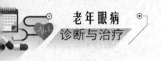

选择手术术式时,应根据青光眼类型及发病的不同机制而选择不同的手术方法。

青光眼手术前的眼部准备需要做什么

1. 术前对双眼要进行详细的检查,以制订正确的手术方案。

2. 术前 3 天开始应用抗生素点眼液,对结膜囊进行预防性处理。若有结膜充血或结膜囊有分泌物者,应停止手术,待结膜炎症完全恢复后,再安排手术。而对于眼压持续不降,眼内炎症反应较重者,可采用妥布霉素地塞米松滴眼液。

3. 术前要冲洗泪道。

4. 尽量用药物控制眼压在正常范围,以减少术中及术后并发症。若眼压不易控制,应在术前 1.5 小时,快速静脉滴注 20% 甘露醇 250 ml。

5. 对管状视野者,术前麻醉压迫眼球必须十分小心,压迫时间不可过长,压 5~6 秒后暂停几秒。压迫眼球可使视网膜和脉络膜循环受阻,患者可立刻出现视力丧失,这些问题在手术前要与患者及家属交代清楚。

青光眼手术前全身准备有哪些

1. 术前 1 小时肌内注射止血针。

2. 术前详细了解患者的全身情况。

3. 对有心血管疾病及高血压患者,必要时应在心电监护下进行。

4. 糖尿病患者术后易发生出血及感染的情况,术前尽量将血糖控制在正常水平。

5. 患者若有感冒、咳嗽等全身病症应暂缓手术,待全身情况恢复后,方可考虑手术。

什么情况下行小梁切除术

凡需要建立房水向眼外引流的新途径,以使眼压降至正常水平的这一类抗青光眼手术统称为滤过性手术或眼外引流手术。小梁切除术是当代最流行的一种青光眼滤过性手术,并已广泛应用于各类青光眼的治疗。其方法为在板层巩膜下切除部分小梁组织,使房水流出至 Schlemm 管或结膜下,随之被吸收。其适用于:

1. 药物治疗无效的原发性青光眼。

2. 激光术后眼压仍不易控制的原发性青光眼。

3. 小梁切开术或房角切开术后失败的先天性青光眼。

4. 部分继发性青光眼。

5. 滤过手术后无效者仍可再行小梁切除术。

6. 与其他手术联合治疗一些难治性青光眼。

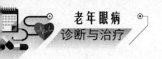
滤过性手术后的并发症有哪些

滤过性手术后的并发症主要有：

1. 术后浅前房及无前房。在 20 世纪 80 年代初以前，术后浅前房及无前房是最常见的并发症之一，其发生率为 48％～70％，20 世纪 80 年代以后由于显微手术的开展，以及不断地总结改良，其发生率已明显降低。

2. 前房及脉络膜上腔驱逐性出血。7～10 天内宜先用药物保守治疗，必要时再行手术排出积血。

3. 滤过泡形成不良。维持功能性滤过泡非常具有挑战性，为了达到这个目标，术中尽量减少组织损伤，术后必须密切观察，若发现滤过泡形成不良，必须寻找病因及时处理，一般都可取得满意的效果。

4. 虹膜睫状体炎。术前可以应用妥布霉素地塞米松滴眼液，术中尽量避免进眼内操作及对虹膜的过多侵扰。

5. 白内障加重。年龄是白内障发病的主要原因，但青光眼滤过手术也可使白内障有不同程度的进展，术后使原有白内障加重，其发生率为 30％～40％，年龄越大，发生率越高。

6. 滤过泡漏。多指晚期囊性或薄壁样改变。

7. 眼内炎。早期感染多以细菌为主，发生率较低，晚期感染的发生率则为 1％～18％。

如何预防术后的浅前房

预防的主要措施为：

1. 术前用药使眼压降至正常，尽量减少高眼压下手术。

2. 术前预见可能发生恶性青光眼者，应马上停用缩瞳剂。

3. 术中避免骤然大幅度降低眼压，采用少量多次放出房水，使眼球对眼压的变化有一适应的过程。

4. 术毕前房注入平衡液，形成前房。

5. 术后密切观察前房和眼压变化，如有问题及时并正确地采取有效措施。

滤过性手术后的一般处理原则是什么

滤过性手术后的处理并不亚于手术技巧，甚至更为重要。手术后的密切观察，一些并发症及早发现及时处理，对手术成功率起很大的作用。

1. 术后检查及用药。术后每日换药，主要观察伤口缝合是否对合平整、有否弥散的滤过以及滤过泡形态、角膜是否清亮、前房深浅、瞳孔大小、虹膜切口是否畅通及眼压高低。

2. 合理使用散瞳剂。滤过术后合理的使用散瞳剂与手术成功有着密切的关系。20 世纪 80 年代，一切传统的青光眼滤过性

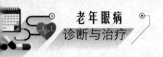

手术后,一般作为常规而应用1%阿托品散瞳。随着现在药物及设备不断地研发及应用,尤其是显微手术操作,使青光眼手术更加精细,损伤减少到最小程度,一般术后反应很小。在这种情况下,目前滤过性手术后一般根据情况做以下散瞳处理:①为防止虹膜后粘连可活动瞳孔,局部点短效散瞳剂。②对于已用多年缩瞳药者,术后瞳孔很不易散大,往往容易形成瞳孔阻滞,导致前房形成迟缓。此类患者,手术完毕时立即眼内涂1%阿托品眼膏。③对于有恶性青光眼解剖因素的患者,术后应常规眼内涂1%阿托品眼膏。

3. 按摩。术后第一天应密切观察眼压和滤过泡。若眼压正常或偏高,滤过泡较平者,主管医师必须给患者做眼部按摩,一般做到眼压下降以及滤过泡弥散隆起为止,这一点对于青光眼滤过手术是否能够成功是非常重要的。

4. 包扎。一般包扎2~3天。

什么样的患者适合激光虹膜切除术

激光虹膜切除术适用于:

1. 因瞳孔阻滞引起的急性闭角型青光眼,其缓解期、前驱期的首选治疗方案均为激光虹膜切除术。

2. 一只眼确诊为原发性闭角型青光眼的对侧眼。

3. 当慢性闭角型青光眼存在瞳孔阻滞因素,且房角粘连性关闭范围未超过1/2周,可选择激光虹膜切除术。

激光虹膜切除术的优点是什么

与手术虹膜切除相比,激光治疗有许多优点。它不会引起患者不适,因而就不需要球后麻醉。它避免了内眼手术后伤口裂开、无前房、白内障形成、感染和严重出血等危险。现在手术虹膜切除术只应用于:①多次虹膜激光切除术后虹膜孔洞反复关闭的严重炎性青光眼;②角膜混浊眼;③患者身体过于虚弱或不合作,不能坐于裂隙灯前;④没有激光器的情况下。

激光虹膜切除术的并发症有哪些

激光虹膜切除术的并发症为一过性或轻微的,一般不影响视功能。

1. 眼压升高。眼压升高多发生在术后 1～2 h,术后 3 h 开始下降,发生率为 30%～50%,多数可自行缓解。

2. 前葡萄膜炎。一般仅有轻微房水闪辉,局部用皮质类固醇滴眼液 3～5 天即可消失。

3. 虹膜出血。少见,尤其是氩激光虹膜切除术后。一般24 h内完全吸收。

4. 角膜损伤。周边前房太浅、明显的老年环均是导致角膜内皮灼伤的因素,一般不用药即可愈合。

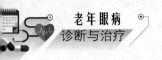
5. 晶状体损伤。一般呈晶状体前囊下局部点状混浊，多数病例静止无发展，不影响视力。

6. 视网膜损伤。多发生在激光孔已经形成、进一步扩大孔洞时。为避免这种情况，激光孔部位最好选择鼻上象限。

7. 复视和眩光。激光孔较大时，可能有这些症状。

什么是激光周边虹膜成形术

激光周边虹膜成形术通过低能量、较大光斑、较长的曝光时间引起周边虹膜收缩，从而加宽前房角，并可能拉开新鲜形成的周边前粘连，使关闭的前房角重新开放。主要适用于：①药物治疗无效的急性闭角型青光眼急性发作时；②非瞳孔阻滞引起的闭角型青光眼；③伴有窄房角的开角型青光眼的辅助治疗，在进行激光小梁成形术前加宽房角。由于使用的能量低，所以很少出现并发症。主要的并发症有：前葡萄膜炎反应、一过性高眼压和角膜内皮灼伤等，一般程度较轻。

开角型青光眼可以激光治疗吗

治疗开角型青光眼的激光治疗主要是氩激光小梁成形术（ALT）和选择型激光小梁成形术（SLT）。研究数据表明，SLT 术后 1 年有 72.5% 的患者眼压得到控制，眼压平均下降 5.2 mmHg。

但其降眼压效果随时间推移有下降趋势,SLT 的成功率与基线眼压有关,而与年龄、性别、青光眼的类型等因素不相关。SLT 与 ALT 的降眼压幅度相当,但 ALT 的最大缺点是治疗后 3 个月时高达 46% 的患者可发生周边虹膜前粘连,这使得进一步使用降眼压药物的效果受到极大的影响。SLT 的无损伤和可重复性是其优点,而且 SLT 治疗不会影响进一步的药物治疗和手术治疗。因此,较之 ALT,SLT 具有安全、有效、无损伤、操作简便和可重复使用的特点,在发达国家已经成为治疗原发性开角型青光眼的一线治疗手段之一。

青光眼和白内障并存该如何治疗

青光眼和白内障并存时,首先应明确主次关系,也就是说必须明确患者视力下降的主要原因,再选择合适的式式。原则以治疗青光眼为主,白内障为辅。如果患者有白内障和轻度的眼压升高,没有青光眼损害,通常只做白内障手术。如果青光眼是首要问题,晶状体只是轻度混浊,只做小梁切除术。如果最终两种手术都要做,有时考虑做联合手术。青光眼的视功能损害是不可逆的,所以手术必须在视功能损害前进行,而白内障手术在任何时候都能成功,甚至在青光眼手术后。因此,首要的任务是避免青光眼性进行性损伤。

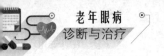

青光眼的术后随访需要注意什么

目前青光眼手术的 1 年失败率为 10％左右,3 年失败率为 15％左右,5～10 年失败率为 20％,因眼压高、视功能损害需再次行抗青光眼手术者有 10％～25％。因此,青光眼术后的长期观察非常重要,有利于早期发现术后眼压失控及其他并发症,及时采取措施,更好地保护残存的视功能。

1. 随访时间。如手术过程顺利,术后早期无并发症发生者,一般术后密切观察一周。以后可 1～2 周观察一次。3 个月后眼压正常者可每月观察 1 次。有医疗条件者,应终身坚持每月复查 1 次;无医疗条件者,在眼压和视功能一直保持稳定时至少每年复查一次。

2. 随访项目。①眼压,最佳观察指标是 24 小时眼压曲线。一般认为眼压低于 15 mmHg 为相对安全水平。如为晚期患者,眼压控制在 12 mmHg 以下可能更为理想。②视功能,术后 3 个月至半年复查视力和视野。有改变者,说明该眼压水平为非安全水平,部分患者可能需要增加药物或再次手术治疗。③视神经,用同一仪器观察视神经的病理性凹陷及视网膜神经纤维层改变情况,如出现缺损加重,需采取进一步治疗。④用药情况,每次复查应详细了解其用药情况,包括就诊当天的用药情况。

青光眼患者全身用药有什么禁忌吗

青光眼患者病理性眼压升高和房水生成过多及排出障碍有关。有些全身用药可能会促进房水增多或阻碍房水外流，从而加重青光眼病情，应加以注意。

抗胆碱类药物阿托品及其衍生物如山莨菪碱、东莨菪碱、颠茄等会引起瞳孔散大，造成瞳孔阻滞，导致眼压升高，诱发急性闭角型青光眼大发作。所以闭角型青光眼患者禁用此类药物。同时闭角型青光眼患者在治疗全身病或接受全麻手术时要主动和医生说明既往病史，避免医生在不知情的情况下处方此类药物。经激光治疗或手术治疗后的闭角型青光眼患者一般可以使用此类药物。

促进房水生成增多的药物主要有应用于心脏病患者的硝酸酯类药物，如硝酸甘油、硝酸异山梨酯等。这类药物在扩张冠脉血管改善心肌缺血的同时，也会扩张视网膜血管，使房水生成增多，增加眼内压。老年青光眼患者使用该类药物剂量不宜过大，疗程不宜过久，使用过程中注意监测眼压。

其他需要注意并谨慎使用的药物有：①抗焦虑失眠药，如氟西泮、氯硝西泮、丁螺环酮、艾司唑仑、阿普唑仑等。如果有相关疾病的青光眼患者可以考虑选用唑吡坦类。②治疗过敏疾病的抗组胺药物，如氯苯那敏、异丙嗪等，可以考虑选用氯雷他定、依巴斯丁等新一代抗组胺药物。③治疗中枢系统退行性疾病药

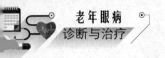

物,如苯海索、普罗芬胺、苯扎托品、左旋多巴、多巴丝肼等。
④抗精神类和抗抑郁药,如氯丙嗪、氟奋乃静、黛力新、奥氮平、
多塞平、阿米替林等需要谨慎使用。

有关青光眼的保健你知道吗

1. 青光眼与用眼卫生。用眼习惯与青光眼的发生发展息息
相关。研究发现,过度用眼可导致眼压升高,这可能与调节痉挛
以及低头位有关,特别是近距离长时间用眼更为有害。所谓近
距离是指阅读距离,比如看书、写字、绘画、手工等,当然也包括
使用手机、平板电脑等。相比而言,中、远距离用眼对眼压影响
不大,如看电视、做家务、户外活动等。那么所谓"长时间"又是
多久呢? 这一点因人而异,差异较大。它与年龄、阅读环境、屈
光状态等多种因素有关。具体到个人,以不引起明显视疲劳为
标准,一般建议每次阅读不超过 40～60 min,如必须连续长时间
用眼,建议每 40～60 min 休息 5 min,其间可以起身走动,做做腰
背部的拉伸动作等。此外需要重视屈光不正的矫正,老年人在
近距离用眼时应佩戴合适的老花眼镜,注意良好的阅读照明,调
整好座椅高度,使注视目标平行或略低于眼部位置。

2. 青光眼与饮食习惯。一般来讲只要是符合健康饮食的通
俗范畴,青光眼患者并不需要忌口。考虑到由于青光眼的病理
机制复杂,眼底缺血是重要的发病机制之一,我们提倡少盐、低
脂饮食,有利于改善循环功能。同样,那些保护心血管方面的药

物或保健品或多或少也有利于青光眼患者的神经保护。一些具有活血降脂、抗氧化、扩血管作用的中药制剂或保健品，如银杏制剂、丹参、富含不饱和脂肪酸的鱼油等，患者在医生的指导下可根据自身情况酌情选用。

饮水也是患者常问的一个问题。理论上短时大量饮水会导致眼压的升高，但实际上完全不必担心这一风险，首先，饮水引起的眼压升高较为温和，不会大起大落。其次，正常情况下，人体的泌尿系统可以迅速排出体内多余的水分（有肾功能不全者除外）。再次，以我们通常的饮水习惯，还不足以引起眼压升高。所以我们对青光眼患者每日饮水总量不做特别限制，建议少量多次，不要喝得太快即可。至于是白开水，还是茶、咖啡、牛奶等，对眼压的影响不大，不必多虑。

对于烟和酒，应区别对待。香烟中的尼古丁对眼底血管有收缩作用，大量吸烟会导致视神经、视网膜缺血。同时，尼古丁会直接损害视网膜节细胞，引起视功能损害，所以青光眼患者应积极提倡戒烟。至于饮酒，对不同体质的人影响也不同。但过量饮酒，即酗酒的人可能出现包括酒精性视神经萎缩、酒精性脑病、肝硬化等一系列严重的眼部及全身组织器官损害，因此，饮酒应适量或限量。

3. 青光眼与运动。鼓励青光眼患者参加各种运动。运动对青光眼的益处体现在各个方面。长时间的运动可以直接导致眼压降低，而且效果显著。运动还可以改善血液循环，增加眼底视网膜和视神经的血供，这一点尤其有利于原本血压较低的患者，以及正常眼压型青光眼患者。另外，长时间的运动对心血管有

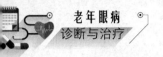
明显的保护作用,可以有效减少青光眼引起的眼底血管性疾病的发生率。同样,青光眼患者完全可以胜任绝大多数工作、生产劳动及家务劳动。当然,对于晚期青光眼,由于视野缺损明显,应注意安全,避免造成不必要的外伤。

在各项运动中,有氧运动最为有益,如快步走、慢跑、骑车、游泳、做操、跳舞等。一般每次运动锻炼不少于30分钟,每周2次以上,每个人可以根据自己的基础、喜好选择合适的运动项目及频率。

4. 青光眼与心理健康。青光眼是一种心身疾病,各种心理情绪的波动都会对病情病程产生影响。而恰恰青光眼患者面临许多心理问题。常见的有:对青光眼引发失明的恐惧;病情较长、病情加重而导致对治疗丧失信心,从而产生焦虑情绪;早中期青光眼症状不明显,对疾病主观忽视而产生的自我麻痹心理,这些错误认知妨害了患者的正常治疗,导致病情进一步加重。

因此,在日常生活中要善于自我排除各种因素的干扰,学习自我调节、自我控制,保持心理健康,多参加一些有益身心健康的活动。不要同时承担过重的工作、生活任务,适当放低对目标的期望值,患者会觉得身上的压力减轻了,生活也会有乐趣。虽然心理干预不能替代药物或手术,但对于稳定病情、缓解症状往往有意想不到的效果。

糖尿病视网膜病变

糖尿病视网膜病变是糖尿病患者终末器官损害之一,也是导致成人失明的主要原因之一。2014年我国就已成为全球糖尿病第一大国。2019年全球范围20～79岁的糖尿病患者已达4.63亿人。糖尿病视网膜病变不仅严重威胁糖尿病患者的生存质量,还增加了社会经济负担。2014年中华医学会眼科学分会眼底病学组发布的《我国糖尿病视网膜病变临床诊疗指南》、2018年中华医学会糖尿病学分会视网膜病变学组发布的《糖尿病视网膜病变防治专家共识》和2019年美国眼科学会发布的《糖尿病视网膜病变临床指南》均显示了各国在糖尿病视网膜病变防治方面的决心。

糖尿病视网膜病变有哪些危险因素

流行病学和临床研究发现,糖尿病视网膜病变的危险因素有:糖尿病的病程、血糖水平、糖化血红蛋白水平、血压、血清总胆固醇和低密度脂蛋白、糖尿病肾病、妊娠、肥胖、高血压等,其中,血糖水平和病程是糖尿病视网膜病变进展的主要危险因素,对于血糖的控制可能比病程更为重要。糖化血红蛋白水平和黄斑水肿相关,建议将大多数患者的糖化血红蛋白控制在7％或以下,部分特定患者控制在6.5％以下。控制血压和管理血脂水平也能延缓糖尿病视网膜病变的进展。

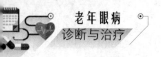
糖尿病视网膜病变有哪些临床表现

糖尿病视网膜病变早期的临床表现有微动脉瘤形成和视网膜内出血,视网膜微血管的损伤可致血管通透性增加,发生视网膜水肿和渗出,在增生性视网膜病变阶段,除了视网膜有新生血管形成,视盘、房角、虹膜都可以出现新生血管,最终可以导致新生血管性青光眼和牵拉性视网膜脱离。

国际通用的临床分级标准采用 2002 年美国眼科学会和国际眼病学会发布的《糖尿病视网膜病变国际临床分级标准》(表 3)。

表 3　糖尿病视网膜病变国际临床分级标准(2002 年版)

病变严重程度	散瞳眼底检查所见
无明显糖尿病视网膜病变	无异常
非增生型糖尿病视网膜病变	
轻度非增生型糖尿病视网膜病变	仅有微动脉瘤
中度非增生型糖尿病视网膜病变	不仅存在微动脉瘤,还存在轻于重度非增生型糖尿病视网膜病变的表现
重度非增生型糖尿病视网膜病变	出现以下任何一个表现,但尚无增生型糖尿病视网膜病变: (1) 4 个象限每个都有 20 个以上视网膜内出血; (2) 2 个以上象限有明确的静脉串珠状改变; (3) 1 个以上象限有明显的视网膜内微血管异常; (4) 无增生型视网膜病变体征
增生型糖尿病视网膜病变	出现以下一种或多种体征:新生血管、玻璃体积血、视网膜前出血

表4　糖尿病性黄斑水肿分级

病变严重程度	眼底检查所见
无明显糖尿病性黄斑水肿	后极部无明显视网膜增厚或硬性渗出
有明显糖尿病性黄斑水肿	后极部有明显视网膜增厚或硬性渗出
轻　　度	后极部存在部分视网膜增厚或硬性渗出,但远离黄斑中心
中　　度	接近黄斑但未涉及黄斑中心
重　　度	视网膜增厚或硬性渗出涉及黄斑中心

为什么糖尿病患者要定期进行眼科检查

糖尿病视网膜病变的早期诊断和治疗可显著减少患者失明的风险,但部分糖尿病患者不懂眼科检查的重要性。许多早期糖尿病视网膜病变的患者可能视力还未受到影响,但眼底已经有了病变,例如早期眼底检查可发现视网膜后极部散在微血管瘤和小点状或小片状出血,视网膜静脉轻度迂曲、充盈,可同时出现白色或黄白色渗出等。随着糖尿病病程延长,病情不断发展,当病变累及黄斑区时,会发现视力明显下降,如果还未引起重视,疾病继续恶化,可导致玻璃体积血、视网膜脱离、新生血管性青光眼,最终失明。因此,糖尿病患者切勿因视力好就忽视眼科检查。

对于糖尿病视网膜病变的筛查时机和频率,各国略有不同。我国建议青春期或青春期前诊断的1型糖尿病患者在青春期(12岁)后开始检查眼底,青春期后诊断的1型糖尿病患者在病程5年内必须进行第一次糖尿病视网膜病变筛查。2型糖尿病

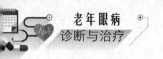

患者在确诊后尽快进行首次全面眼科检查。已确诊的糖尿病患者应于计划妊娠和妊娠早期进行全面眼科检查。在妊娠期确诊糖尿病的患者发生糖尿病视网膜病变的风险不增高,孕期不需要进行眼底检查。鉴于糖尿病视网膜病变和糖尿病肾病关系密切,2 型糖尿病伴微量白蛋白尿或肾小球滤过率下降者需检查眼底。

对于 1 型糖尿病患者,在开始筛查后,至少每年眼科检查一次。对于 2 型糖尿病患者,如各项生化指标控制良好、未发现糖尿病视网膜病变者,每年检查眼底一次;如果已经发现有糖尿病视网膜病变,需缩短随访时间。轻度非增生型糖尿病视网膜病变每年检查 1 次,中度非增生型糖尿病视网膜病变每 3～6 个月随访 1 次,重度非增生型糖尿病视网膜病变或增生型视网膜病变者每 3 个月 1 次或遵医嘱进行随访。糖尿病患者在妊娠各期和产后 1 年内需进行眼底情况监测。

糖尿病患者要做哪些眼科检查

糖尿病患者不仅要明确眼底情况,还需了解有无其他眼部疾病,如白内障、青光眼、视网膜血管阻塞等。因此,推荐糖尿病患者需在眼科进行首次全面的眼科检查。检查内容包括视力、眼压、虹膜、晶状体和完整的眼底检查。

通过裂隙灯显微镜检查有无白内障,有无新生血管,联合前置镜可以观察眼底情况。如虹膜出血新生血管,或眼压升高时,房角镜检查房角是否有新生血管形成。完整的眼底检查还包括视网膜后极部和周边视网膜检查。眼底检查除了用检眼镜、前置镜检查之外,还有一些重要的辅助检查方法,如眼底彩照、光学相干断层扫描(OCT)、荧光素血管造影(FA)、光学相干层析血管成像(Angio-OCT)和超声检查。

为什么糖尿病患者需要进行眼底照相

传统的眼底检查是指有经验的医生用检眼镜、裂隙灯加前置镜等方法直接观察患者眼底,简单、快捷、不用特殊且昂贵的仪器,但这种简单的方法只能了解患者检查当时的眼底情况,无法进行准确的记录,不利于日后的眼底随访。

随着技术进步,目前的眼底照相机大多可以进行免散瞳数码眼底摄片。免散瞳数码眼底摄片可以用电脑放大,清晰地观察眼底情况,并能存储,便于前后对照,用于患者随诊,同时因为操作简便,整合远程医疗,可以进行眼底筛查。

当屈光间质不透明时,还是需要散瞳眼底检查和照相,同时进行一些必要的辅助检查,如B超、OCT、Angio-OCT或FA等。

糖尿病视网膜病变为什么需要做荧光素眼底血管造影

糖尿病视网膜病变是发生在眼部的糖尿病微血管病变,眼

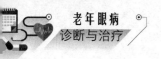
底镜下最早可以发现的糖尿病视网膜病变是微血管瘤。由于微血管瘤部位可有荧光素渗漏和着染,所以在荧光素眼底血管造影时能清晰地显现在检眼镜下不易或不能看见的微血管瘤,从而更早期地明确糖尿病视网膜病变的诊断。此外,毛细血管区局部无灌注、点片状视网膜出血、棉绒斑和硬性视网膜渗出,尽管眼底镜下可见,但在荧光素眼底血管造影中可更好地显示病变情况;若荧光素眼底血管造影显示有大面积无血管灌注区,提示可以进行视网膜光凝。所以,荧光素眼底血管造影既能反应糖尿病患者视网膜的真实情况,进行早期诊断,也能指导治疗和观察疗效,并对下一步的治疗提供客观依据。

　　一般在激光治疗后 3 个月可以复查荧光素眼底血管造影,如果光凝后毛细血管、微血管瘤渗漏减少,新生血管渗漏减轻或闭塞,都属有效;如果毛细血管非灌注区仍未缩小、视网膜新生血管特别是视盘新生血管无变化或增加,则预后不佳,可考虑再光凝。

荧光素眼底血管造影是怎么做的

　　荧光素眼底血管造影是利用能激发荧光的物质,用特定波长的光线激发,产生可以观察到的图像。造影时将造影剂荧光素钠快速注入静脉,用蓝光照射,使眼底血管内的荧光素钠被激发出荧光,并用高速照相机拍摄,以了解眼底情况,进行实时图像的储存和分析。

造影过程分为两个阶段:先注入稀释的荧光素钠进行过敏试验,如患者无不适,可开始造影;造影时用常规剂量的荧光素钠于4~5秒内注射完毕,医生开始拍照,视病情需要决定拍摄时间长短和重点拍摄部位。

荧光素血管造影安全吗

荧光素钠是无毒染料,制剂纯净的话一般患者均可耐受。如果造影中太紧张或本身为高敏体质者,则可能出现恶心不适,张口呼吸大多可缓解,可继续造影;如出现呕吐或晕厥,要立即停止造影,患者平卧,对症处理。造影室常备血压计、听诊器和常用抢救药品,以应对可能发生的突发事件。

进行荧光素血管造影前,医生会询问患者有无严重高血压、心肝肾功能是否正常、是否为过敏体质、是否能散瞳;还需要做一些常规检查,如心电图、测血压;散瞳了解病变位置和造影重点部位。注射荧光素钠后2~4小时皮肤呈黄色,2天内尿液也呈黄色,可以多饮水加快荧光素钠排泄。

什么是光学相干断层扫描?
糖尿病视网膜病变为什么要做这项检查

光学相干断层扫描是利用相关光干涉成像的原理,测量从

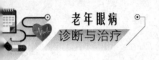

视网膜各层结构反射光的返回延迟时间,与一个处于已知距离的镜面反射回来的光的延迟时间进行比较,对反射光线的视网膜断面各层的结构进行分解,用快速逐点扫描的方式将多个光点依次连续,组成二维或三维的眼底组织光学断层扫描影像,能反映眼底剖面的各层组织结构。现代的光学相干断层扫描可利用计算机强大的图像处理功能从不同角度观察扫描的图像,经过伪彩处理后,产生逼真的立体效果。

光学相干断层扫描是一种安全的、非侵入性的成像诊断技术,如果条件允许,糖尿病视网膜病变患者应该进行此项检查。研究发现,糖尿病视网膜病变患者的脉络膜血管也有变性;光学相干断层扫描则是观察脉络膜的重要手段;另外,糖尿病黄斑水肿可发生于糖尿病视网膜病变的任何阶段,是引起视力下降的主要原因之一,光学相干断层扫描是检查和定量中心累及型黄斑水肿的最佳方法,有助于判断疾病的严重程度和预后。

什么是光学相干层析血管成像检查

2019年美国眼科学会发布的《糖尿病视网膜病变临床指南》首次将光学相干层析血管成像(Angio-OCT)列入推荐的糖尿病视网膜病变辅助检查之一。Angio-OCT是基于OCT信号的血管成像技术,与传统的眼底荧光素血管造影相比,具有检查迅速、无创、无造影剂过敏风险、无心脑血管意外发生等优点,还能在病变情况下显示清晰的血管图像,并能分层观察血流信号,还具备定量测量某些视网膜血流和血管参数的功能。Angio-OCT对于糖尿病视网膜病变早期筛查有优势,还能检测糖尿病视网膜病变的进展,指导治疗,评价疗效。

什么情况下糖尿病视网膜病变需要超声诊断

眼科在糖尿病视网膜病变中用常用的超声检查是B超。眼部B超可以了解被混浊的屈光间质遮挡的眼底情况,评估玻璃体积血,确定玻璃体视网膜牵拉的严重程度,视网膜脱离是否发生,为制订治疗方案提供帮助。

糖尿病视网膜病变有哪些预防和治疗措施

糖尿病视网膜病变是可防、可控、可避免致盲眼病中的首位疾病,早期诊断和有效治疗可延缓疾病的进展。健康的饮食和生活方式,如锻炼和控制体重,可以降低糖尿病的患病风险。积极控制血糖、血压和血脂是很关键的。

首先,是控制血糖。临床研究发现,对于糖尿病患者进行强化血糖控制后,糖尿病视网膜病变的发生、增殖性糖尿病视网膜病变的进展、黄斑水肿的发生和需要全视网膜光凝的概率会降低,对于已经有轻度糖尿病视网膜病变的患者,可延缓糖尿病视网膜病变的进展风险。推荐个体化的血糖控制目标,在内分泌

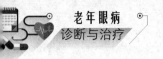

科医生的指导下,科学降糖,重视降糖的速度和幅度。

其次,要控制血压。有数据表明,血压下降对糖尿病视网膜病变有明显益处。

另外,血脂的控制和肾功能的改善都会对糖尿病视网膜病变的预后产生影响。

因此,糖尿病视网膜病变患者不应该只注重眼部的观察和诊治,还要注意全身情况的治疗。

特别需要指出的是,阿司匹林对糖尿病视网膜病变的发病和进展无明显影响,所以服用阿司匹林的患者无须改变原有的阿司匹林治疗方案。

治疗糖尿病视网膜病变有口服药物吗

对于糖尿病视网膜病变的治疗首先强调内科治疗,使糖尿病患者高血糖和全身病情得到长期的良好的控制,这对延缓糖尿病视网膜病变的发展和减轻病情有肯定的作用。此外,羟基苯磺酸钙能降低血液黏度,抑制血小板聚集,从而改善微循环,增加视网膜血流量,改善早期糖尿病视网膜病变,但对中重度糖尿病视网膜病变的治疗效果有待证实。

一些中成药,如复方丹参滴丸、复方血栓通胶囊等对糖尿病视网膜病变有辅助治疗作用,但中成药的使用需和中医证型相匹配,应规范使用。

糖尿病视网膜病变的眼科治疗手段有哪些 ◯

根据糖尿病视网膜病变的严重程度,是否合并黄斑水肿,可选择相应的治疗手段,如激光治疗、抗血管内皮生长因子治疗、玻璃体切除手术等。

在什么情况下糖尿病视网膜病变需要激光治疗 ◯

由于尚无有效的药物能完全控制和治疗糖尿病视网膜病变,目前激光仍是最有效的治疗方法之一。

光源于激发的光辐射,呈束状,单色性好,方向性好,广泛应用于眼科治疗。治疗眼底病的激光主要是光热效应激光,靶组织在吸收了激光能量后局部升温,使组织蛋白质凝固变性,这能使视网膜缺血区域需氧高的视觉细胞被瘢痕组织替代,降低了代谢水平,已经出现的新生血管由于得不到足够的氧供而消退。光凝后新生血管因子减少,从而减少新生血管的形成,未光凝的视网膜血流量和黄斑区血供趋于正常,血流动力学方面的异常得到改善。光凝还能能使视网膜神经上皮、视网膜色素上皮和 Bruch 膜产生粘连,增强色素上皮的液体转运功能,促进视网膜下液吸收,维持黄斑区的功能。激光可以破坏病变的视网膜血管,减少病变血管的渗漏。

医生会根据不同情况选择不同波长、光斑和曝光时间的激

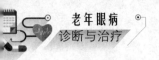

光进行治疗。激光可采用单次治疗和多次治疗。对于较严重的视网膜病变可用单次足量治疗很快控制病变的发展,如果虹膜有新生血管则需要尽快完成光凝;多次光凝可以降低水肿的发生,浅前房、肾功能不佳或身体虚弱者可选择多次光凝。全视网膜光凝后4~6周复诊,医生根据具体情况再决定是否要再光凝。

但是激光毕竟是一种通过其损失作用而达到治疗目的的方法,所以并非越早做激光治疗越好,而是应该定期行眼底检查和荧光素眼底血管造影,掌握治疗时机。

视网膜光凝会有并发症吗

任何损伤性治疗都有出现并发症的可能,视网膜光凝也不例外。

视网膜光凝的并发症主要有:玻璃体积血和牵引性视网膜脱离、视网膜裂孔、脉络膜脱离、脉络膜新生血管膜、虹膜灼伤、视野改变、色觉异常、暗适应改变、诱发闭角型青光眼等,还有可能发生黄斑水肿或原有黄斑水肿加剧。

医生会根据患者的病情,制订激光治疗方案,并且尽可能避免发生视网膜光凝的并发症。

什么是抗血管内皮生长因子治疗

血管内皮生长因子(VEGF)是一种炎症细胞趋化因子,能促进血管内皮细胞的分裂和增殖。抗 VEGF 药物不仅可以用于年龄相关性黄斑病变,还能用于糖尿病性黄斑水肿。目前上市的抗血管内皮细胞生长因子药物有雷珠单抗(Ranibuzumab)、阿柏西普(Aflibecept)、康柏西普(Conbercept)、贝伐单抗(Bevacizumab)等,这些抗 VEGF 药物的出现,为糖尿病黄斑水肿的治疗提供了更多选择。

糖尿病黄斑水肿分为中心累及型和非中心累及型黄斑水肿,其中中心累及型黄斑水肿会严重影响患者视力。抗 VEGF 治疗已成为糖尿病黄斑水肿一线治疗方案,有研究表明,抗 VEGF 治疗在改善中心累及型黄斑水肿患者视力方面比单独局灶激光光凝更有效。

抗血管内皮生长因子治疗有风险吗

抗血管内皮生长因子治疗就是将抗血管内皮生长因子注入玻璃体腔。玻璃体腔注药是一种常见的眼内操作,在无菌条件下进行,注射时先用表面麻醉作用的眼药水滴眼,然后用注射针头将药物直接输送到眼底。

玻璃体腔注药属于局部用药,对全身的影响很小,药物的眼内不良反应也很小。注射的本身可能会有出血、医源性白内障、眼内炎、孔源性视网膜脱离等并发症,但发生的可能性很小。

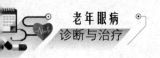

什么情况下糖尿病视网膜病变需要手术治疗

当糖尿病视网膜病变发展到严重的程度时，如无法吸收的玻璃体积血、致密的视网膜前出血、严重的纤维血管增生、累及黄斑的牵拉性视网膜脱离、合并孔源性和牵拉性视网膜脱离时，应考虑玻璃体切割术。

玻璃体手术的目的首先是清除积血，切断和分离机化条索，缓解前后方向对视网膜组织的牵拉，使视网膜复位，剥除视网膜表面与视网膜粘连的纤维血管膜，手术同时可进行眼内光凝，对控制视网膜缺血有益；其次，玻璃体积血会阻碍视网膜光凝治疗，清除积血后眼底可以清晰地观察到，有利于进行后续的视网膜光凝治疗。

玻璃体手术前在玻璃体腔注射抗 VEGF 药物可以缩短手术时间，降低术中出血量和术后玻璃体积血风险。

玻璃体手术既能处理复杂的眼内疾病，也可能出现并发症，所以手术医生要有良好的显微外科手术技能和经验，以及对复杂情况的应变能力。

飞蚊症和视网膜脱离

飞蚊症是啥

飞蚊症一般是由玻璃体变性引起的一种自然老化现象,即随着年龄的增长,玻璃体逐渐液化,产生一些混浊物。所以飞蚊症的正式名称叫作玻璃体混浊或玻璃体漂浮物。那么什么是玻璃体呢?玻璃体是位于眼球中后段的眼内容物,是眼屈光介质的组成部分,并对晶状体、视网膜等周围组织有支持、减震和代谢作用。玻璃体含有98%的水和0.15%的大分子,包括胶原、透明质酸和可溶性蛋白质,剩余的固体物质包括离子和低分子量的物质。玻璃体中两个主要的结构成分是呈细纤维网支架的Ⅱ型胶原和交织于其间的透明质酸黏多糖。正常状态下的玻璃体呈透明的凝胶状态,代谢缓慢,不能再生,具有塑形性、黏弹性和抗压缩性。当玻璃体出现变性即玻璃体液化时,凝胶状的玻璃体脱水收缩,水与胶原分离,老年人的玻璃体进一步液化导致玻璃体后脱离。飞蚊症是玻璃体内的不透明物投影在视网膜上产生的。患者眼前有黑影飞舞,犹如蚊子一样,形象地称为飞蚊症,在光线明亮或白色背景衬托下,更为明显。有些敏感的人甚至可以描述出黑影的各种形状,如头发丝、蜘蛛网、苍蝇或蚊子等形状,有时这些混浊物随着眼球转动会撞击视网膜而产生闪

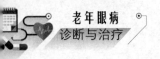
光感。很多飞蚊症会长期存在,终身不变,不影响视力,如临床上排除了眼部的器质性病变,则一般没有危害。

飞蚊症有哪些症状

飞蚊症常见于 40 岁以上的中老年人、高度近视眼患者以及曾行白内障手术的患者,其他如眼内炎患者及视网膜血管病变患者,也会出现飞蚊症。患者眼前会出现各种形状的黑影,会跟着眼球转动而飞来飞去,像飞蚊一样,形状有圆形、椭圆形、点状、线状、网状等。常见的情况是当患者在看蓝色天空、白色墙壁等明亮的背景时,更容易发现它的存在,有时是半透明的,也可能是灰黑色的,甚至是红色的烟雾。

飞蚊症即玻璃体混浊,按其程度不同,可分为几种类型:①轻度的玻璃体混浊:患者自觉眼前黑影飘动犹如蚊蝇飞舞,起病突然,病情发展较快。随着玻璃体混浊的部位和程度的不同,玻璃体混浊影响视力的程度也不一样。轻度混浊不影响视力,用检眼镜检查也不容易发现。②较显著的玻璃体混浊:常见于病理性高度近视、葡萄膜炎和玻璃体积血等疾病。患者感到眼前有粗大而量多的黑影飘动,视力有不同程度的减退。检查眼底可以发现玻璃体内有如灰尘或絮状、粗条索状、块状、红色烟雾状等漂浮物,严重者不能窥见眼底,甚至眼底无红光反射,漆黑一片。③炎性混浊:一般是在附近组织发生炎症时,由白细胞游出及蛋白质凝集而成,是视网膜炎和各种色素膜炎的共同表现,同时可伴有眼部疼痛。如结核或梅毒性脉络膜视网膜炎、钩端螺旋体性色素膜炎、色素膜大脑炎、迁徙性眼内炎等。④出血性混浊:常见于眼外伤、手术及各种视网膜血管性疾病。⑤变性混浊:如星状玻璃体变性时玻璃体出现含钙的白色脂质颗粒,玻璃体胆固醇沉着变性又称闪辉性玻璃体液化等。⑥胚胎期中胚叶组织残留、眼内异物、猪囊虫、视网膜母细胞瘤等,均可引起玻璃体混浊。

飞蚊症有哪些类型

　　飞蚊症可分为两类:生理性飞蚊症和病理性飞蚊症。生理性飞蚊症是良性的,往往是一点两点可以数清个数的黑影在眼前晃来晃去,有时看到有时看不到。当患者很累或很疲倦时会觉得蚊子移动得特别明显。而年纪大的患者有飞蚊现象时会比中年患者的飞蚊现象感觉更强烈更明显。专家认为70%的飞蚊症是由玻璃体液化和后脱离形成的,属于生理性飞蚊症。这类飞蚊症在一般眼科检查时没有发现视网膜病变,对视功能也没有多大的影响,并不需要处理。还有一类飞蚊症称为病理性飞蚊症,它一般是由具有威胁视力的严重疾病引起的,如视网膜裂孔、视网膜脱落、眼底出血、葡萄膜炎、眼外伤等,是玻璃体附近的视网膜、血管或葡萄膜等组织结构发生了改变,从而引起玻璃体发生了病变。

　　病理性飞蚊症常是疾病的一种表现,通过临床眼科检查

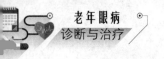

科发现其病因,并针对病因按有关治疗原则处理才能痊愈。而生理性飞蚊症常常找不到确切的病因,一般无须进行特殊治疗。

病理性飞蚊症的特点是什么

临床上,病理性飞蚊症有 3 个特点:一是异常闪光;二是短时间内飞蚊数不断增加;三是视线有被遮挡的感觉。眼前突然间出现大量的黑影、大量的闪光,看东西扭曲变形,直线变弯,脸变扭曲等奇怪现象。蚊子的飞舞方向不定、黑影遮挡住视野、视力变差、视野缺损等,都是玻璃体混浊恶变的预兆,表明玻璃体可能正在急剧地退化,或视网膜已有产生裂孔的危险,必须引起注意。这时必须及时到医院就诊,检查眼底视网膜。检查后如证实视网膜有病变,往往需要手术治疗或激光治疗。临床发现飞蚊症多见于白领人士,这可能跟他们长时间、近距离用眼造成的视疲劳有关。

大多数的病理性飞蚊症可分为以下几大类。

第一类是先天性混浊:为胚胎发育时的异常残留物,多在幼年时就能感觉得到。

第二类是内因性混浊:即由玻璃体本身的变性引起。主要有 3 种:一是有玻璃体后脱离,患者眼前常有环状的黑影,高度近视眼患者多见;第二种是星状玻璃体变性,老年男性多见;第三种称为闪辉性玻璃体液化,可能与动脉硬化,高胆固醇血症等有关。这三种玻璃体混浊对视力影响均不大。

第三类是外因性混浊：这类混浊往往会影响视力，并可以导致玻璃体周围组织发生病变。常见的有：

(1) 玻璃体积血。在临床上最常见。玻璃体本身并无血管，凡是玻璃体积血都是外来的，特别是来源于视网膜的大血管，高血压、糖尿病、视网膜静脉阻塞等，常见于老年人，外伤也是常见的原因。玻璃体积血若长期不吸收，则可发生机化增殖，导致牵拉性视网膜脱离。

(2) 玻璃体内炎性渗出。常见于葡萄膜炎、化脓性眼内炎、交感性眼炎、梅毒性脉络膜视网膜炎等，检查可以发现玻璃体内飘浮的点状、絮状的炎性细胞，如果严重，可有玻璃体内积脓，最终导致牵拉性视网膜脱离。

(3) 玻璃体内色素沉着。可见于原发性视网膜脱离、眼内炎、眼外伤等，色素颗粒可来源于视网膜色素层或玻璃体积血。

(4) 眼内肿瘤。婴幼儿最常见的恶性肿瘤是视网膜母细胞瘤，而网织细胞肉瘤则见于老年人，这两种恶性肿瘤都会导致玻璃体混浊。

(5) 寄生虫。玻璃体内的寄生虫也会导致玻璃体混浊，以猪、牛绦虫的囊尾蚴最多见，虽然各年龄段均可发生，但有明显的地区分布倾向。囊虫一旦释放毒素，则可引起严重的玻璃体混浊，甚至视网膜脱离。

医生们常形象地向患者解释，有些蚊子是"好蚊子"，约占70%，这一类飞蚊症不需要特殊治疗和处理，临床随访观察即可；有些蚊子是"坏蚊子"，需要据病因采取相应的治疗措施。所

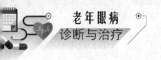

以得了飞蚊症不需要恐慌,应至就近的医院就诊,寻求专业的眼科医生诊治,理性对待。

飞蚊症与玻璃体的关系是怎样的

飞蚊症是一种症状,飞蚊的主要成分是玻璃体内的不透明物质。玻璃体为透明的凝胶状组织,清晰而明亮,主要成分是胶原纤维构成的纤维网状支架,其中充填着可吸附分子的透明质酸,它可以使玻璃体凝胶性能更稳定,保证玻璃体及周围的视网膜在眼球转动或受震动时得到缓冲,保持视野中清晰无瑕,保证了视力的敏锐度。如果玻璃体内出现了正常结构以外的不透明物质,则称为玻璃体混浊。

玻璃体后脱离会出现哪些症状

玻璃体为一透明凝胶样结构,充填于眼球内后部4/5的空腔内。对视网膜神经上皮层贴着色素上皮层,起着支撑的作用。玻璃体后脱离起病突然,主要症状有飞蚊和闪光感,有时可以看到眼前有黑圈飘动。眼科医生检查时可以发现视盘前玻璃体腔内有 Weiss 环,多为老年性玻璃体变性引起的。值得注意的是,少数玻璃体后脱离可引起视网膜裂孔甚至脱离。因此,如果发现眼前有黑影飘动并伴有闪光感,应及时到医院就诊进行眼科检查。近视眼,尤其是高度近视眼,常有飞蚊症。患者感到眼前有点状或发丝样混浊物飘浮,可持续一段时间继而隐没消失,以后又可重现或持续存在,其数量及形态很少变化,一般也无须特殊治疗。

玻璃体后脱离有危害吗

玻璃体与视网膜之间有一层透明的膜分隔,这层膜在前部与视网膜连接紧密,后部连接疏松。凝胶状的玻璃体变成了水,称为玻璃体液化。当水从后部玻璃体缺损处进入玻璃体与视网膜之间,这样玻璃体与视网膜被水分开,就形成了玻璃体后脱离。玻璃体后脱离的危害包括:在玻璃体脱离发生时,视神经周围的组织被撕下,漂浮于玻璃体中,开始成为环形混浊物,后可形成椭圆形或中间合并形成"∞"字形,同时点状、线状漂浮物增多,也可能引起视网膜出血、视网膜裂孔,甚至引起视网膜脱离。

飞蚊症会引起视网膜脱离吗

视网膜脱离引起的危害一般是比较严重的。多数病例突然发病,有视力下降或眼前黑影遮挡,不少病例曾有飞蚊症和闪光感等前驱症状。首先有飞蚊症症状:患者诉眼前有黑影飘动,黑影呈烟

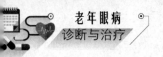
雾状或点、片状,形态经常变换,似小虫飞舞。飞蚊症为玻璃体后脱离的体征,它可能是围绕视盘的神经胶质组织,在玻璃体后脱离时被撕下悬浮于玻璃体后皮质上而产生,也可能是玻璃体后脱离时撕破了视网膜血管,或撕破了与玻璃体有生理或病理粘连的视网膜组织,产生出血。患者突然出现这种飞蚊症状时,应至眼科进行散瞳检查眼底,用间接检眼镜或三面镜仔细检查眼底尤其周边部视网膜,这样可以尽早发现视网膜裂孔或早期的视网膜脱离,早发现早治疗。其次有闪光感:玻璃体发生后脱离,在玻璃体与视网膜粘连处,可牵拉激惹视网膜,产生闪光感,或脱离的玻璃体在眼球运动时,击拍视网膜而引起。这一症状,可能随着玻璃体完全从视网膜脱离而消失。闪光感也可能是视网膜脱离的先兆,也要引起重视。再次有视力障碍:不少视网膜脱离可以无任何先兆,视力下降为首发症状。视力改变因脱离的部位及范围而不同,后极部视网膜有突然发生的视力显著下降。黄斑部的浅脱离除视力减退外,还有视物变形及小视症。周边部视网膜脱离时可以无自觉症状,只在脱离范围逐渐扩展,波及后极部时才开始感觉视力障碍。视网膜脱离还可伴有视野变化,与视网膜脱离范围相对应的部位有视野缺损。视网膜脱离后有的患者觉察到黑影自某一方向如幕布一样逐渐扩展。由颞侧视网膜开始脱离的病例比较常见,它引起的鼻侧视野缺损区恰好在双眼视野交叠的范围内,有时不易觉察,常在偶然遮盖一眼时才被发现。又如下方视网膜脱离时,会出现上方视野缺损,但一般人向上看的机会较少,还因上方视野会被上眼睑遮盖,故上方视野缺损也容易被忽视。眼科检查,一般是眼前节检查正常。少数伴有脉络膜脱离病例或视网膜脱离日久者,房水可有闪辉或有虹膜后粘连。玻璃体有液化或变性,可见玻璃体的脱离,玻璃体内较粗大的色素颗粒则是孔源性视网膜脱离的特征。由于玻璃体液化程度的不同,视网膜裂孔的形态、大小、数目、位置及有无玻璃体牵拉等因素,视网膜脱离发展的速度及脱离的范围也不一样。一般来讲,上方裂孔、大裂孔、裂孔数量多且有玻璃体牵拉,视网膜脱离就发展得快,受玻璃体牵拉的大裂孔在1~2天内即可导致全视网膜脱离。裂孔小且位于下方周边部,病程漫长者可历经数年,以至在视网膜脱离的边缘留下数条弧形色素线,是视网膜脱离缓慢进展的标志。少数锯齿缘断离的病例,由于病程较长,裂孔附近的视网膜发生变性形成视网膜囊肿。也有视网膜周边萎缩性裂孔存在多年而不发生视网膜脱离的病例。极个别病例中脱离的视网膜能自行复位。视力预后视术前黄斑部视网膜有无脱离而定。脱离尚未波及黄斑部的病例,及时手术可以保存原有的视力,因此黄斑尚未脱离的病例应按急诊及时手术。术前已有黄斑部脱离,术后视网膜复位良好的,视力可能稍有改善或保持术前水平。病程长的视力预后差。未经手术治疗或手术失败的病例以后进展成视网膜全脱离,且伴增殖性玻璃体视网膜病变,视网膜收缩黏合在一起呈漏斗状,以后葡萄膜炎、青光眼,并发性白内障等相继发生,也可致低眼压,甚至眼球萎缩。

飞蚊症与白内障有区别吗

白内障是常见的老年性眼部疾病,它主要表现为视力逐渐

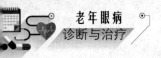

下降,晶状体代谢出现老化,晶状体出现混浊。白内障初期晶状体出现点状、片状混浊,眼前随之出现点状及片状黑影。因晶状体皮质密度高,晶状体状混浊产生的眼前黑影会随着眼球的转动而同向转动,也就是与眼球转动方向一致。而玻璃体混浊引起的黑影飘动即飞蚊症则与眼球转动的方向相反。

如何诊断飞蚊症

　　飞蚊症发病突然,眼前出现黑云状暗影,眼科医生用直接检眼镜＋6D～＋8D检查,当眼球转动突然停止后,在眼底红光反射背景下可见黑色飘动的小点或团块,在间接检眼镜下可明确分辨出各种不同性质的漂浮物,在裂隙灯及三面镜下可以更详细地判断混浊物的来源及性质。这时可基本判断是飞蚊症。

飞蚊症可以治疗吗

　　目前对飞蚊症主要是对症治疗,也可采取激光或手术治疗。生理性飞蚊症一般无须特殊治疗。病理性玻璃体混浊需要针对原发病进行治疗。新鲜的玻璃体积血患者应卧床休息,应用止血药物等。陈旧性玻璃体积血者,应用促进玻璃体混浊可吸收的药物,如用氨碘肽滴眼液滴眼,口服维生素 C、卵磷脂络合碘、地巴唑等,肌内注射普罗碘胺或透明质酸酶。对严重玻璃体浑浊病例,若一般治疗无效,可采用激光治疗或玻璃体切割术。

中医可以治疗飞蚊症吗 🩺

　　飞蚊症亦称"云雾移睛",是一种眼科常见病。在飞蚊症的治疗中,生理性飞蚊一般无须特殊治疗,中医认为,肝开窍于目,肾藏精,肾精可以上输营养眼目。飞蚊症的出现,往往是肝肾不足的结果。黑豆是一种有补益肝肾作用的食品,性质平和。常食黑豆,可以补益肝肾之不足,从而缓解飞蚊症。此外,工作压力过大可能是造成生理性飞蚊症的主要原因。因此,一旦确定是生理性飞蚊症,在食疗的同时,放松心情,保证充足的睡眠,注意休息也很重要。

飞蚊症的危害大不大 🩺

　　飞蚊症往往是由于玻璃体变性引起的,那么玻璃体变性会引起哪些危害呢?玻璃体是一种特殊的黏性凝胶样组织,充满在晶状体后面的空腔里,具有屈光和固定支撑视网膜的作用。当眼睛近视特别是高度近视(600度以上)时,眼球会发生前后径拉长变形,挤压玻璃体纤维支架,玻璃体纤维支架受到挤压后迅速塌陷;随着年龄的增加,光线的累积效应也会加速玻璃体纤维支架塌陷。玻璃体与视网膜关系密切,两者的病变常相互影响,

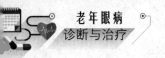
玻璃体液化会使玻璃体形成空腔,随着液化空腔的扩大,液化的玻璃体通过后玻璃体后界膜的裂孔进入视网膜前,使玻璃体与视网膜分离,人有了眼前飞蚊的症状、眼前闪光感或视力减退,严重会牵拉视网膜造成视网膜裂孔或黄斑裂孔,导致视力严重下降甚至失明。玻璃体变性是以液化、后脱离、萎缩导致混浊为主要表现。有时单一病变,有时多种症状同时出现。单纯的玻璃体液化除偶尔眼前飞蚊外,无其他明显症状,最常见于高度近视者或五六十岁以上的老人。这种玻璃体液化常导致玻璃体后脱离,常突然眼前出现一个环形黑影或伴有蜘蛛网样黑影飘动,对视线有一定的影响,部分患者经过一段时间后,由于脱离后的后裂孔因重力而下沉,黑影消失。也有部分的患者脱离的后界膜(后裂孔)悬浮于玻璃体中干扰患者的视线,但对视力无大的妨碍,一般无须治疗。由于眼外伤及其他眼病引起的玻璃体变性,则必须针对原发病因及早进行治疗,必要时还需行玻璃体切除手术,以缓解症状。

保护眼球,预防飞蚊症发生的措施有哪些

1. 平时注意休息不要过度用眼,避免形成近视或近视度数加深,切忌"目不转睛",自行注意频繁完整的眨眼动作,经常眨眼可减少眼球暴露于空气中的时间,避免泪液蒸发。

2. 不要久吹空调,避免座位有气流吹过,并在座位附近放置含水器物,以增加周围的湿度。

3. 多吃各种水果,特别是柑橘类水果,还应多吃绿色蔬菜、鱼和鸡蛋。多喝水对减轻眼睛干燥也有帮助。

4. 保持良好的生活习惯,睡眠充足,不熬夜。

5. 避免长时间连续操作电脑,注意中间休息,通常连续操作 1 h,休息 5～10 min。休息时可以看远处或做眼保健操。

6. 保持良好的工作姿势。保持一个最适当的姿势,使双眼平视或轻度向下注意荧光屏,这样可使颈部肌肉放松,并使眼球暴露于空气中的面积减少到最低。

7. 调整荧光屏距离位置。建议距离 50～70 cm,而荧光屏应略低于眼的水平位置 10～20 cm,呈 15°～20°的下视角。因为角度及距离能降低对屈光的需求,减少眼球疲劳的发生概率。

8. 如果泪水分泌较少,眼睛容易干涩,在电脑前就不适合配戴隐形眼镜,要戴框架眼镜。如工作原因必须在电脑前配戴隐形眼镜的人则最好使用透氧性高的产品。

9. 40 岁以上的人最好采用双焦点镜片,或者打字的时候,佩戴度数较低的眼镜。

10. 如果飞蚊症同时还出现眼睛发红,有灼伤或异物感,眼皮沉重,看东西模糊,甚至出现眼球胀痛或头痛,休息后仍无明显好转,那就需要到医院进行检查。

11. 平时注意不要强光直射眼睛,另外防止眼外伤。

总之,适当的休息,避免劳累,做到工作休息有规律,长时间用眼每隔 1 h 休息 5～10 min,使用手机电脑的时间不要过长。此外,可适当地使用护眼保健品,还可以多进食含有维生素 C 的食物,如新鲜蔬菜、水果也会有帮助。另外,加强安全宣传教育,减少

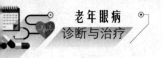

眼外伤,最大限度地避免其他可以引起玻璃体混浊的疾病发生。

什么是视网膜脱离

从胚胎发生与组织学方面讲,视网膜神经上皮层与其下的色素上皮层之间原来就存在着一个潜在性间隙。病理情况下这两层视网膜结构容易相互分离而出现视网膜脱离。根据引起分离的不同机制,临床上根据发病原因分为孔源性、牵拉性和渗出性视网膜脱离三类。其中以孔源性视网膜脱离较为多见。

孔源性视网膜脱离好发于中老年人,尤其是有患有高度近视的患者。这与老年人或高度近视眼患者的玻璃体和视网膜变性改变有关,即玻璃体后脱离与视网膜变性。①玻璃体后脱离:如眼底某处已因变性、外伤或炎症使视网膜与玻璃体后界膜在局部产生粘连,在后脱离发生时可能撕破该处视网膜而形成视网膜裂孔,接着液化的玻璃体通过裂孔进入视网膜后产生视网膜脱离。后脱离多发生于50岁以上的中老年人,高度近视眼者可提早10年或更早发生。②视网膜变性:自斯格本斯(Schepens)改进与推广应用间接眼底镜后,发现周边部视网膜有许多改变,有些改变可能发展成视网膜裂孔及视网膜脱离。其中以格子样变性与视网膜脱离的关系最为密切。格子样变性见于7%左右的尸检眼球视网膜脱离眼中,其发现率高达30%~40%,不少为双侧性。病变为长条形的视网膜萎缩区,边界清晰,长度1~12PD(视盘直径),宽度0.5~2PD。大多位于赤道部前,病变长轴与角膜缘平行，少数位置偏后，或与角膜缘相垂直。其分布以颞侧多于鼻侧，上方多于下方，也有散在出现在 4 个象限的。一个象限通常一个病变，偶有两三个病变呈前后排列的。典型病变为梭形，稍凹陷，病变区内视网膜小血管闭塞呈交错的白线线条，与变性区灰色线条形成网格状。此外病变区中常有圆形或不规则形的色素，由色素上皮细胞增生移行而来。由于视网膜的萎缩，病变区内可发生圆形裂孔，通常较小但常多发。重要的是格子样变性处玻璃体的改变，格子样变性区内玻璃体液化形成液化腔，其外围玻璃体浓缩且与格子样变性区边缘的视网膜相粘连和牵拉，因此当玻璃体发生后脱离时，可撕破格子样变性区边缘的视网膜而产生马蹄形或"L"形裂孔。其他视网膜改变可能导致发生视网膜裂孔及视网膜脱离的，还有视网膜劈裂症、蜗牛迹样变性、非压迫变白区、囊样变性、子午线皱襞等，但都远不及格子样变性多见。

视网膜脱离的症状如何表现

视网膜脱离的症状主要有：

1. 飞蚊症与闪光感。飞蚊症与闪光感出现的最早，也可谓前驱症状，实际上是玻璃体后脱离的症状。起病快速，眼前突然出现大量飞蚊，患者常以为是镜片上的污物，但擦拭不去。引起飞蚊症的原因是当玻璃体发生后脱离时，玻璃体后皮质在视盘边缘、黄斑区、视网膜血管处的黏着分离，引起光密度不均，并可能撕破了视网膜血管，致使血细胞等物质进入玻璃体；闪光感则

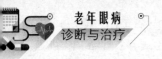

因脱离的玻璃体牵引刺激了视网膜,也可能当眼球运动时,动荡的玻璃体后界膜碰击视网膜而产生。因此对中老年人,特别有高度近视者,诉说眼前突然出现大量飞蚊或在某一方位持续有闪光感时,应充分扩大瞳孔用间接眼底镜或三面镜详细检查眼底视网膜及玻璃体,可能发现因后脱离而导致的视网膜裂孔,此时视网膜多尚未脱离,因而可采用眼底激光治疗。

2. 视野缺损与视力下降。视网膜一旦发生了裂孔,液化的玻璃体就可经过裂孔进入视网膜下,使视网膜与色素上皮层相分离,从而阻断了视网膜外层来自脉络膜毛细血管的营养,视网膜功能受损,视野中出现暗区。因此视野最早消失的区域即为视网膜最先脱离的部分,即裂孔所在处。这一推断常能帮助发现视网膜裂孔。由于重力与液体的流动,视网膜一旦脱离,其脱离范围日益扩大,视网膜下液先向周边再向后极发展,最后流向眼球下方。随着脱离区的不断扩大,视野缺损范围也逐渐增加。当脱离波及黄斑时,中心视力剧降。全部视网膜均脱离时,视力骤减至手动或仅有光感。上方裂孔引起的视网膜脱离因受重力关系,发展较快,患眼可在数周或数月内失明。下方裂孔导致的脱离进展较慢,通常要到脱离区波及黄斑区,影响中心视力时,才被患者发觉,病程可长达数月或数年。

视网膜脱离的体征有哪些

先驱症状出现时,扩大瞳孔检查可发现玻璃体后脱离。直接眼底镜下表现为视盘前方的玻璃体中有一环形混浊。它本是视盘周围的胶质，在玻璃体后脱离时，将其从视盘周围撕下而改附着在玻璃体膜上。如混浊物较稀疏眼底镜下不能看到时，可用裂隙灯三面镜检查。在玻璃体腔中，可看到飘动的玻璃体膜，其后则为无结构的液体。玻璃体后脱离发生时如撕破了视网膜血管，玻璃体中还可见到悬浮的红细胞甚至浓密的出血。除玻璃体外更重要的是用间接眼底镜或三面镜检查视网膜，特别在周边部可能发现视网膜裂孔，大多为马蹄形。视网膜脱离后，其外观因隆起的高度及范围而略有不同，低度脱离的视网膜色泽稍淡，与正常视网膜间有明显界限，高度脱离的视网膜呈灰白色，如泡状突出于玻璃体腔中，脱离区视网膜血管颜色变暗。广泛脱离的视网膜呈高低起伏的波浪状形态，血管行径也随之变得迂曲，眼球运动时视网膜随之抖动。

如何诊断孔源性视网膜脱离

　　诊断孔源性视网膜脱离一般不难。老年人，高度近视、无晶状体眼、眼外伤者等易发生孔源性视网膜脱离。根据患者病史，发病快，先有大量飞蚊症或闪光感，继而视野中出现暗影、视物遮挡感等典型病史，再加上眼底视网膜脱离的表现并且发现视网膜裂孔，诊断即可成立。但年轻患者症状很不典型，通常仅以视力不佳为主诉，小瞳孔检查只发现黄斑区有囊状变性或色素改变，常被误诊为陈旧性中心性脉络膜视网膜病变。只有在扩

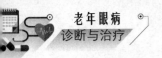

大瞳孔后,才能发现下方视网膜脱离。因网膜隆起不高、菲薄或伴有视网膜后增殖,又易诊断为继发性视网膜脱离或视网膜劈裂症。视网膜脱离还需跟视网膜劈裂症相鉴别:视网膜劈裂是视网膜在外丛状层或神经纤维层分裂为内外两层,眼底表现也为视网膜隆起。劈裂常是双眼发病,病变对称。内层菲薄,透明呈淡红色呈薄纱状,不像脱离的视网膜呈灰白色,较为厚实。劈裂边界清楚、陡直;脱离的网膜呈斜坡状,高度逐步降低,最后移行到正常区域。广泛的视网膜脱离常形成皱襞,当眼球运动时有起伏抖动。劈裂表面光整,形态固定不变,如内层形成裂孔,则如薄纱在玻璃体内晃动,最后劈裂的视网膜内外两层之间的连续中断,来自外层感觉上皮的信息,无法传递到内层的神经纤维,视野检查可检出与劈裂位置大小一致的绝对暗点。视网膜脱离视野缺损出现从绝对到相对暗点的过渡现象。不过当劈裂的内外层均有裂孔形成,并发生视网膜脱离时,则两者可并存。视网膜脱离还需与脉络膜脱离相鉴别,脉络膜脱离可由于小眼球、厚巩膜引起涡静脉回流受阻而引起的葡萄膜渗漏,多见于白内障、青光眼手术后低眼压,巩膜突受损致房水流入脉络膜上腔;也可能由于脉络膜血管瘤或血管疾病发生脉络膜出血而造成。视网膜隆起呈饱满状,后界较清楚,因为色素上皮仍与视网膜感光层相贴,色泽呈暗红色。多见于下方,可为多个,前界可累及睫状体平坦部,后界常受涡静脉开口所限制。时间长的视网膜脱离可同时伴有脉络膜脱离,此类眼球的眼压很低,虹膜炎症反应较重,由于睫状体脱离可使晶状体悬韧带松弛而发生晶状体半脱位,此时应与脉络膜黑色素瘤继发的视网膜脱离相鉴别。

视网膜脱离的治疗困难吗

孔源性视网膜脱离治疗的关键是封闭裂孔，复位视网膜。要点是术前、术中查清所有裂孔，并进行准确定位，消除或减轻玻璃体对视网膜的牵引，如视网膜有增殖病变，需去除增殖膜而使视网膜游离。①封闭裂孔：可采用激光光凝、电凝和冷凝裂孔周围，产生的炎症反应使裂孔处视网膜神经上皮与色素上皮粘连封闭裂孔。冷凝的优点在于较少引起巩膜坏死，因此再次手术时，由于巩膜较光整，发生眼球穿孔或破裂的可能性减少。其缺点是冷凝后色素上皮细胞脱落，术后较易产生视网膜及玻璃体的增殖膜。巩膜坏死是电凝封闭裂孔的主要缺点。激光光凝有眼内与眼外两种，都要求视网膜已经复位或在尚未脱离时进行。如有视网膜下液存在，激光光凝通常无效。②减轻玻璃体对视网膜的牵引、复位视网膜：手术方式有巩膜外垫压术、巩膜环扎手术，复杂病例选择玻璃体切割手术。巩膜环扎术的适应证为较严重的玻璃体牵引及较广泛的视网膜病变及巨大裂孔。玻璃体切割手术经常用于治疗复杂性视网膜脱离、增殖性糖尿病性视网膜病变、严重眼球穿孔伤等。

视网膜脱离手术的并发症严重吗

视网膜脱离手术的近期并发症有：①葡萄膜炎，视网膜脱离

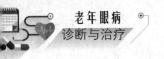
手术因涉及葡萄膜组织,术后可发生葡萄膜炎,房水及玻璃体混浊,眼底模糊,反应以术后第2天最重,以后逐步减轻,对严重者可加用全身或局部激素;②眼内炎;③视网膜下积液;④继发性青光眼。

视网膜脱离手术的远期并发症有:①环扎痛;②垫压物外露或感染;③黄斑水肿;④增殖性玻璃体视网膜病变;⑤交感性眼炎;⑥复视,等等。

还有哪些特殊类型的视网膜脱离

1. 黄斑裂孔视网膜脱离。占孔源性视网膜脱离的10％左右,好发于患有高度近视的老年女性。也从飞蚊症开始,继之中心视力下降,视野中央出现暗影。眼底检查早期视网膜脱离局限于后极裂孔四周,以后向颞侧及下方发展,脱离面逐渐扩大,直到视网膜全脱离。与此同时可发生增殖性改变,先是下方赤道附近视网膜出现局部的星形皱褶,最后在后极部形成粗大的视网膜皱褶。

2. 锯齿缘离断视网膜脱离。好发于男性儿童或青年,双眼患病率甚高。裂孔多位于颞下或下方或单个作新月形,或者数个相邻排列,双眼常对称。下方裂孔所致的视网膜脱离进展缓慢,病程较长,就诊时除视网膜脱离外还常见到视网膜后增殖分界线,视网膜囊肿等继发性改变。

3. 巨大裂孔视网膜脱离。从定义上讲,凡是大于90°的裂孔均可称为巨大裂孔。在实际上往往是指裂孔大且伴有玻璃体牵引,手术预后较差的一种视网膜脱离。尤其是巨大裂孔的双眼发病率极高,故对另一只眼也需要进行详细检查,并定期随访,如发现异常早作处理。

4. 视网膜脱离合并脉络膜脱离。这类患者开始可能是一般的孔源性视网膜脱离,1～2周后发生脉络膜脱离,同时眼前部出现睫状充血,角膜后弹力层条形混浊、前房变深、房水混浊、虹膜震颤、晶状体部分脱位、眼压极低。由于玻璃体混浊,脉络膜脱离等因素,裂孔发现率甚低。本症易发生增殖性玻璃体视网膜病变,预后比一般孔源性视网膜脱离差。

孔源性视网膜脱离患者另一眼该做什么处理

孔源性视网膜脱离的双眼发病率为10％～15％。一眼发生视网膜脱离后,应对另一眼常规散瞳检查。如发现有视网膜裂孔,则使用激光或冷凝封闭。但目前有研究表明,有许多视网膜裂孔从不发生视网膜脱离,这就有一个关于预防性治疗视网膜裂孔的适应证问题。

你了解微创玻璃体切割术吗

自从20世纪70年代早期,美国的麦克赫默(Machemer)博士开始应用经睫状体平坦部的玻璃体切割术以来,玻璃体视网

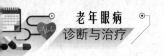

膜手术领域取得了飞速发展。麦克赫默起初使用的是 17G(玻切刀头直径 1.5 mm)经睫状体平坦部的玻璃体切割多功能仪器,这种仪器需要光纤维袖套,需要做 2.3 mm 大小的巩膜切口。1974年奥梅里(O'Malley)和海茨(Heitz)设计了较细小的玻切刀头,其直径为 0.9 mm(20G),这种损伤较小的三通道 20G 玻璃体切割系统一直沿用至今。

1996 年加拿大麦吉尔大学的 Chen 博士采用了经过巩膜自闭式隧道切口进行的玻璃体切割术,是减少手术损伤和缩短手术时间的一种探索,这种方法能避免插入和拔除巩膜塞,防止眼内灌注液体外流或气体逸出,维持眼压,取出器械后,巩膜切口自行闭合,不需要缝合,结膜切口可以通过烧灼的方法封闭。这种方法被很多学者采用,并进行了改进,但是手术时仍需要做白眼球表层组织的切开,损伤仍较大,操作也比较费时,没有达到真正的微创化。

2001 年美国南加利福尼亚大学的藤井(Fujii)博士和他的同事设计了一种 25G(玻切刀头直径为 0.5 mm)显微手术系统,即经结膜免缝合的玻璃体切割术系统(25G TVS)和一系列的与之配套的手术器械,并于 2002 年 10 月在美国《眼科学》杂志首次报道了他们应用该系统取得成功的初步经验,这标志着玻璃体切割手术取得了突破性进展。它使玻璃体切割术达到了微创化,微创玻璃体切割术应运而生。

25G 显微手术系统和传统的玻璃体切割系统相比,有更高的切割频率和抽吸力。和传统的灌注管不同,25G 微导管系统包括 3 根套管(用套管针穿刺引入)、1 根灌注管、1 个巩膜塞镊子、3 个管塞。套管是一种聚乙烯亚胺管,长 3.6 mm,内外径分别为 0.57 mm 和 0.62 mm,其眼球外部分有一个小圈,可以用镊子抓握来操作套管。25G 灌注管是一个长 5 mm,内外径分别为 0.37 和 0.56 mm 的金属管。灌注管通过套管插入眼球,也不需要缝线固定。25G 系统配套的一系列玻璃体视网膜显微手术器械包括玻切头、导光纤维、内眼显微镊、眼内电凝器等,这些器械比传统的玻璃体切割手术用的器械更加精细和复杂,将玻璃体视网膜手术带入微创时代。

现今 25G 经结膜免缝合玻璃体手术系统技术不断发展,跟随其后的 23G、27G 微创玻璃体手术系统技术也开始在临床上应用。2005 年埃卡特(Eckardt)等首次报道了 23G 玻璃体切割术,它弥补了 25G 玻璃体切割术的不足,并有着更好的照明度和流量。2010 年日本学者尾岛(Oshima)正式推出了 27G 玻璃体切割术,它较之前的微创玻璃体手术切口更小、切割速率更高,3 种规格的微创玻璃体手术系统将成为玻璃体切割手术的发展方向。

微创玻璃体切割术主要有哪些优点

传统的玻璃体切割手术一般都要在白眼球的表层做如戒指大小的(长 40～45 mm)环形切口,缝合固定角膜接触镜固定环,在眼球内层做 3 个长为 1 mm 的穿刺口,才能进入位于眼球中部的玻璃体腔,切割有病变的玻璃体。因为切口都比较大,所以做完玻璃体切割后需要用缝线来缝合,才能封闭切口。微创玻璃

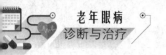

体切割术使用套管针直接穿刺球结膜和巩膜进入玻璃体腔,这样很快就能建立起手术所需要的3个通道,并在通道上安放临时用的套管,使结膜和巩膜的穿刺口保持在同一条线上,灌注管和手术器械均通过套管进出眼球,这就避免了手术器械反复进出对眼球的损伤。因为套管针和手术器械的直径都很小,穿过球结膜和巩膜只需要通过一个很小的孔,套管拔除之后结膜和巩膜的伤口能够自行封闭,所以达到了避免缝合的目的,而且手术后炎症反应轻,恢复快。所有这些改进,既减少了手术所致的创伤,又简化了手术操作,节省了手术时间。微创玻璃体切割术若能结合使用非接触式广角显微手术系统,则使手术操作变得更为简单,手术创伤更小,也能节省手术时间,因为这样做不需要缝合固定角膜接触镜的固定环。由于微创玻璃体切割手术不需要做球结膜的切口,对于需要保护球结膜的患者,如青光眼患者,有其独特的优点。

表5 微创玻璃体切割术和传统玻璃体切割术比较

	微创玻璃体切割手术	传统玻璃体切割手术
手术时间	较短	较长
手术对眼睛的损伤	较小	较大
切割时对玻璃体的牵拉	很轻	较重
手术伤口出血	很少	较多
结膜和巩膜伤口缝合	不需要	需要
手术并发症	少	多见
术后炎症反应	较轻	较重
术后疼痛	较轻	较重
术后恢复	快	慢

适合微创玻璃体切割术的疾病有哪些

下列患者适合做微创玻璃体切割手术：①玻璃体混浊影响视力明显者；②不能吸收的玻璃体积血；③视网膜前膜；④黄斑前膜、黄斑裂孔、玻璃体黄斑牵拉综合征；⑤玻璃体组织活检；⑥无增殖性玻璃体视网膜病变（PVR）的孔源性视网膜脱离；⑦需要做视网膜血管鞘膜切开术者；⑧需要做残留的晶状体皮质切除术者；⑨牵引性视网膜脱离；⑩眼内炎。

微创玻璃体切割手术存在的主要不足和尚待解决的问题有哪些

目前微创玻璃体切割术存在的主要不足有：①在切割浓厚的积血和增生膜的流速比 20G 系统慢，切头容易发生堵塞；②眼内操作的效率没有传统玻璃体切割术的高，进行眼内复杂操作较困难；③一些配套器械还不完善，所以手术适应证受到一定限制；④有部分病例手术结束后有切口渗漏的情况，多见于高度近视巩膜壁较薄或二次手术有巩膜瘢痕的患者，这些患者的切口不易自行闭合，所以要慎做微创玻璃体切割手术。

尚待解决的问题有：①能溶解或液化玻璃体和玻璃体积血使之容易切割和吸出的化学药物有待于研究和开发；②配套的

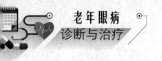

手术器械还有待于改进和完善;③手术操作技巧有待于进一步提高;④术后切口渗漏的预防和处置。

如何看待微创玻璃体切割手术的前景

微创玻璃体切割术具有损伤小、手术后反应轻、恢复快、并发症少、适用于一些特殊患者等优点,它使玻璃体手术进入了一个新阶段。为了扩大微创玻璃体切割术的适应证,使更多的患者能够接受这种手术,目前一些学者正在致力于能溶解或液化玻璃体和玻璃体积血的化学药物的研究。这些药物使玻璃体和浓厚的玻璃体积血溶解,使之变得容易切割和吸出。其中,透明质酸酶、血纤维蛋白溶酶的应用是目前研究的热点,并在临床上取得了初步的效果,这对微创玻璃体切割术的发展是非常有力的支持。随着科学技术的发展,特别是器械的不断改善,酶辅助技术的发展,微创玻璃体切割手术将日益成熟。

年龄相关性黄斑变性

如果将人的眼睛比作一台照相机,那么我们的视网膜就相当于负责成像的底片,这张底片的核心部位就是黄斑,它是人眼最为关键且敏感的部位。年龄相关性黄斑变性(Age Related Macular Degeneration),是一种可导致中心视力进行性、不可逆性丧失的致盲性眼病,是 60 岁以上老年人致盲的主要原因。年龄相关性黄斑变性严重威胁老年人视觉功能和生活质量,随着我国经济发展,人均寿命延长,年龄相关性黄斑变性的患病率随之增高。

年龄相关性黄斑变性的危险因素有哪些

年龄相关性黄斑变性的危险因素有:老年人、另一眼患有年龄相关性黄斑变性、有年龄相关性黄斑变性的家族史、吸烟、肥胖、高血压、高脂肪饮食、维生素及类胡萝卜素和矿物质摄入过少、缺乏运动等。

年龄相关性黄斑变性有哪些临床表现

年龄相关性黄斑变性发病早期无特殊症状,不易察觉。随

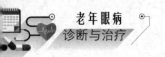

着年龄的增长,一些中老年人出现了视物模糊、视野中心区黑点或斑块、视物变色、视物变形等症状,进而导致阅读障碍、驾车困难和无法看清他人面容等情况,甚至会造成日常生活能力的严重下降,这些症状都可能预示着年龄相关性黄斑变性的发生,尤其是视物变形这一症状更具有特征性。

年龄相关性黄斑变性可双眼先后发病,也可同时发病,病情可双眼对称,也可轻重不一。发病表现为中心视力呈进行性损害,视力可逐渐下降,也可骤降,最终结果为致盲。

目前有多种年龄相关性黄斑变性的分类方法,根据临床表现和病理的不同,通常将年龄相关性黄斑变性分为干性型(或非渗出型,或萎缩型)和湿性型(或渗出型)。干性年龄相关性黄斑变性以黄斑区地图样萎缩为特征,晚期可与湿性年龄相关性黄斑变性并存;湿性年龄相关性黄斑变性以黄斑区脉络膜新生血管、视网膜色素上皮脱离、黄斑区水肿和出血为主要特征。

如何才能知道是否有年龄相关性黄斑变性

建议40~64岁的人群每2~4年进行一次常规眼科检查,65岁以上的人群最好每1~2年进行一次。全套眼科检查包括视力测试、眼压测量、裂隙灯、眼底镜(建议散瞳检查)、眼底照相、光学断层扫描(OCT)、光学相干层析血管成像(Angio-OCT)、共焦激光眼底成像等,结合具体情况,还可以行荧光素(FA)血管造影和(或)吲哚菁绿血管造影(ICG),这些检查可以准确发现视力下降的原因。

自我检查可使用阿姆斯勒(Amsler)方格表。阿姆斯勒方格表共有 400 个长宽均为 5 mm 的小方格,线条均匀笔直,主要用于中心大约 10°范围的视野检查。受检者裸眼,或者在佩戴好合适的眼镜之后,分别用左右眼在 30 cm 左右的阅读距离注视小方格的中心白点。正常时可见中心白点、表中的直线清晰笔直、每个小格子均呈正方形。如果发现看不到中心白点、直线扭曲、方格模糊、局部变大或者变小、局部缺失等现象,则说明受检者的黄斑区存在病变,需要及早至眼科医生处进行详细的眼底检查。

年龄相关性黄斑变性不能完全预防,因此,提高社会公众对年龄相关性黄斑变性的早期检查和治疗的认知度尤为重要。加强对年龄相关性黄斑变性的健康宣传教育、早期筛查及自我检查,有助于该病的早期检测和及时有效的治疗。

什么是干性年龄相关性黄斑变性

现认为干性年龄相关性黄斑变性是环境和遗传因素共同作用引起的眼底病变。干性老年性黄斑变性约占年龄相关性黄斑变性的 90%,确切病因尚不明确,研究认为与年龄、吸烟、慢性光损伤、遗传等因素均有一定关系,且女性发病率明显高于男性。其病变特点为:视网膜外层、色素上皮层、Bruch 膜、脉络膜毛细血管不同程度的萎缩变性,可见色素上皮下大小不一的黄白色类圆形的玻璃膜疣,有时玻璃膜疣可以融合,色素上皮可以增生

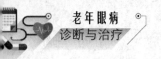

和(或)萎缩,导致后极部色素紊乱,视功能不同程度受损。

干性年龄相关性黄斑变性的主要表现有:中心视力进行性下降,阿姆斯勒方格表(10°中心视野检查表)检查有中心或旁中心暗点,也可无症状。一般很少有视物变形或小视症,仅在合并视网膜色素上皮脱离的时候出现上述2种症状,最终会留下永久性中心暗点。其主要体征有:各种黄斑区玻璃膜疣、外层视网膜色素堆积、色素上皮萎缩、视网膜和脉络膜毛细血管融合的萎缩斑,如地图状萎缩、营养不良性钙化,几乎均为双眼发病。

需要注意的是,干性老年黄斑变性有向湿性年龄相关性黄斑变性转变的可能,其主要标志性症状为视物变形。

干性年龄相关性黄斑变性能治吗

目前,干性年龄相关性黄斑变性的确切发病机制尚不明确,所以没有根本性的治疗方法。研究认为,干性年龄相关性黄斑变性和氧化应激、慢性光损伤等有一定关系,多数医师给予患者维生素、叶黄素等药物,减少氧化应激和炎症反应。国内外研究中亦有将睫状神经营养因子、前列腺素 E_1、胚胎干细胞移植、造血干细胞移植等应用到干性年龄相关性黄斑变性的实验研究,并取得了一定成果。其中,干细胞治疗干性年龄相关性黄斑变性的安全性和有效性已经有了一些临床试验的数据支持,但临床转化应用的方案仍需多中心、大样本的研究。

什么是湿性老年性黄斑变性

虽然在年龄相关性黄斑变性中干性型占90%，但90%的严重视力障碍是湿性年龄相关性黄斑变性导致的。湿性年龄相关性黄斑变性的病变特点为：不仅有视网膜色素上皮细胞的退行性病变，还有脉络膜新生血管进入视网膜色素上皮下，引起渗出、出血、瘢痕形成。

湿性年龄相关性黄斑变性主要表现为视力急剧或缓慢丧失、中心或旁中心视野出血暗点、中心视野视物变形、闪光幻觉。其主要体征：玻璃膜疣、视网膜下液或视网膜色素上皮脱离；有脉络膜新生血管，伴视网膜下、视网膜内、视网膜前出血、视网膜渗出；视网膜色素上皮脱失；视网膜下纤维化、盘状瘢痕、视网膜血管瘤样增殖；玻璃体积血等。

湿性年龄相关性黄斑变性有什么治疗手段

对于湿性型年龄相关性黄斑变性有多种治疗方法，目前抗血管内皮生长因子药物的应用是主要方法。除此之外，还有光动力疗法、激光光凝、经瞳孔温热疗法（TTT）等。

1. 抗血管内皮生长因子药物：抗血管内皮生长因子药物的应用被认为是新生血管性黄斑变性的标准治疗方法，这种治疗

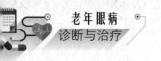
是基于对脉络膜新生血管发病机制的认识。新生血管的发生和发展受到多种因素和因子的调控,血管内皮生长因子是作用最强的促血管生长因子,诱导新生血管形成。目前抗血管内皮生长因子的主要代表药物有雷珠单抗、贝伐单抗、阿柏西普和康柏西普。

2. 光动力疗法(PDT):就是将一种特异的光敏感剂注射到患者的血液中,当药物循环到视网膜时,用一种特殊的非热激光照射视网膜病变区以激发光敏剂,从而破坏异常脉络膜新生血管,而对正常的视网膜组织几乎没有损伤。因此,光动力疗法是治疗黄斑中心凹下脉络膜新生血管较为理想的方法。光动力治疗后脉络膜新生血管仍会复发,很有可能光动力疗法只是破坏了已经产生的新生血管,而并不能去除引起新生血管生长的因素。因此,治疗一段时间后新生血管有可能会继续形成。一般光动力疗法治疗后每隔3个月要进行一次复查,如果复查时进行荧光血管造影又发现了渗漏,则应该重复进行光动力治疗,仍可取得较好的效果。从疗效上看,它主要是可以使病情稳定,并不一定能够显著提高视力。无论是临床还是实验研究表明,PDT治疗后导致照射区域的相对的缺氧,从而诱导 VEGF 的高表达,导致 CNV 的复发;同时,PDT 还会导致治疗部位继发性炎症因子的释放,导致炎症反应的发生。另外,反复光动力治疗,对视网膜色素上皮的影响以及瘢痕化问题也值得关注。

3. 激光光凝治疗:是最早用于治疗年龄相关性黄斑变性的方法,但目前很少应用。激光治疗只适用于脉络膜新生血管位于距离视网膜黄斑中心凹 200 μm 以外者,或界限清晰的小病变。在一部分患者中疗效较好，但不能防止复发，因此，激光光凝治疗后仍需密切随访观察。另外，激光在光凝新生血管的同时，也会使其内层的视网膜神经上皮层受到非选择性的损伤，造成部分患者的视力进一步下降，视功能受到影响。

4. 经瞳孔温热疗法（TTT）：为利用红外光以微弱的能量照射黄斑病变区，使病变局部轻微升温，从而达到使异常新生血管萎缩的目的。

5. 手术治疗：自20世纪90年代开展玻璃体手术以来，已经可以成功地经由玻璃体手术取出视网膜下的新生血管膜，但因视网膜色素上皮细胞及视网膜光感受器细胞的损害无法改变，很多患者手术后的视功能仍然不能得到改善。有术者在切除新生血管的同时，联合行同种异体视网膜色素上皮细胞移植、视网膜光感受器细胞移植，均可成活，但同种异体移植存在排斥反应，并且术后视力仍可能不提高。还有黄斑转位术，但手术风险大，疗效不确切。也有研究认为，视网膜脉络膜移植术有一定疗效。

总之，湿性年龄相关性黄斑变性的治疗目前已经有了很多突破，只要应用得当，效果是可以预期的。但是任何治疗方法均难以大幅度地恢复已经丧失的视功能。因此，提倡早期发现，早期正确及时地采用科学而先进的方法进行治疗。要取得良好的疗效以及社会经济层面的效益，必须对湿性年龄相关性黄斑变性和各种治疗方法以及其疗效和安全性有一个正确而全面的了解，然后进行个体化治疗，才能取得最满意的效果。

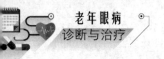

目前有哪些抗血管内皮生长因子药物应用于湿性年龄相关性黄斑变性

目前湿性年龄相关性黄斑变性的治疗主要药物为贝伐单抗、雷珠单抗、阿柏西普和康柏西普。

贝伐单抗是重组人血管内皮生长因子单克隆抗体,2004 年由 FDA 批准上市的首个抑制肿瘤血管新生的药物,因对眼部新生血管性疾病有潜在的治疗作用而用于湿性年龄相关性黄斑变性。

雷珠单抗是贝伐单抗的 Fab 片段,特异性地结合并拮抗所有 VEGFA 亚型,亲和力较贝伐单抗更高,是首个能改善湿性年龄相关性黄斑变性的药物,2012 年在中国上市。大样本前瞻性随机对照临床试验证明,雷珠单抗和贝伐单抗有效性相当,但贝伐单抗全身并发症可能性略大于雷珠单抗。

阿柏西普是一种重组血管内皮生长因子受体融合蛋白,与 2011 年在美国上市,2018 年在中国上市。有研究表明,部分其他药物治疗不应答者或病灶复发者用阿柏西普能提高视力,减轻黄斑水肿。

康柏西普是一种新型受体融合蛋白,为中国首个自主研发的抗血管内皮生长因子药物,于 2013 年获得 SFDA 批准用于临床。研究显示,康柏西普能有效抑制新生血管。

湿性年龄相关性黄斑变性的
治疗方法有新的进展吗

目前抗血管内皮生长因子是治疗湿性年龄相关性黄斑变性的一线用药,但这些药物需通过注射到达玻璃体腔而作用于视网膜,在对大部分患者取得良好效果的同时,也存在注射后感染、注射频率高、对药物应答迟缓甚至不应答等可能。因此,近年来的新药研发也不少,主要有新型的抗血管内皮生长因子药物、新型的给药方式药物和新型的作用靶点药物等。

新型的抗血管内皮生长因子药物现还在临床研究或试验阶段,初步显示出优于现有治疗药物的疗效。比如 Brolucizumab,该药和雷珠单抗及阿柏西普相比,对血管内皮生长因子的亲和力更高,可以每3个月给药一次,复发率低于阿柏西普;小分子蛋白 abicipar pedol 是新型重组小分子,具有高效、穿透性好和半衰期长的特点;OPT-302 对于抗 VEGF 疗法反应不佳的湿性年龄相关性黄斑变性患者有作用。

新型给药方式的药物有 Rainbizumab 眼内缓释系统,这是一种不可生物降解的眼内药物储存装置,一次性植入后可注入4～6个月的治疗量,和目前每月1次注射的抗 VEGF 药物相比,能减少注射频率和治疗风险,但存在玻璃体积血的风险,现还在临床试验中。口服给药也在研究之中,比如口服酪氨酸激酶抑制剂。还有全身抗血管生成药物,比如 Sonepczumab 静脉注射。

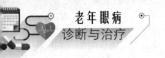

新型的作用靶点的药物也还在研究之中,如抗血小板衍生生长因子药物、抗血管生成素药物、角鲨胺类药物、作用于整合素信号传导通路药物、特异性免疫疗法相关药物等。

湿性年龄相关性黄斑变性是多因素引起的和年龄相关的退行性疾病。纵观 20 多年对于湿性年龄相关性黄斑变性发病机制和临床治疗的研究,该疾病的治疗结局从不可避免的视力减退到视力稳定,再到抗 VEGF 时代的视力提高阶段。目前国内外开展的相关药物的研发有望为湿性年龄相关性黄斑变性患者的治疗带来突破性的进展。

年龄相关性黄斑变性有防治措施吗

我国古代医学家扁鹊有云:"上医治未病,中医治初病,下医治末病。"最好的治疗是预防。针对老年黄斑变性的可能诱因,可以采取以下的预防措施:

1. 定期检查。因为年龄相关性黄斑变性的发生和年龄有很大关系,所以中老年人应对此病有足够的了解与重视,除了定期去医院进行检查外,还应经常双眼交替闭眼,自我评估单双眼的视功能。有证据表明,年龄相关性黄斑变性还有一定的遗传倾向,因此,建议年龄相关性黄斑变性的家族的近亲定期检查眼底。

2. 注意生活方式。由于年龄相关性黄斑变性的发生与高血压、高血脂、高血糖等相关,因此要积极预防高血压、高血脂、糖尿病等疾病。宜清淡饮食,注意食物的多样性,均衡营养,应限制脂肪的摄入量,如肥肉、动物内脏、煎炸食品等,并限制烟熏、盐腌食物的摄入,如焙烧、烘制食品等。此外,禁食霉变的食物和烟酒,多食用新鲜蔬菜、水果、坚果。加强锻炼,有助于预防年龄相关性黄斑变性或减缓其发展。研究表明,吸烟与年龄相关性黄斑变性的发生有非常明确的相关性,因此,建议戒烟。另外,注意休息,控制使用电脑和看电视的时间。经常保持大便通畅。

3. 注重饮食结构。均衡饮食,宜食用优质蛋白质含量高、低脂肪、低胆固醇、维生素及微量元素丰富的食物。补充 β 胡萝卜素,它参与构成视觉细胞内的感光物质;对一些有刺激性的食物或兴奋性的食品,如辣椒、韭菜、生葱、生蒜及咖啡等,应当尽可能少用或不用。

4. 补充抗氧化剂。黄斑区视网膜含有高浓度的叶黄素,但人体无法自行合成,需由食物中获取。叶黄素在甘蓝、雨衣甘蓝、菠菜等深绿色叶菜,以及金盏花、万寿菊等花卉中含量最高。在南瓜、桃子、辣椒、芒果、柑橘等水果,以及蛋黄中含有丰富的叶黄素前体。由于蔬菜和水果中含有大量的抗氧化物质如微量元素、多种维生素、叶黄素等,因此建议多吃蔬菜水果。鱼类含有多量的不饱和酸,有较强的抗氧化能力,因此也建议多吃鱼类。具有抗氧化特性的维生素 C、维生素 E,可作为羟基清除剂防止自由基对视网膜黄斑细胞的损害,起到组织营养剂的作用。因此,除了注重饮食摄入,还应按医嘱加量服用一些与病情有关的抗氧化剂。

5. 补充微量元素。微量元素作为多种金属酶在视网膜等的代谢中起着重要作用。锌在食物里的含量很少,采用口服硫酸锌制剂治疗因玻璃膜疣导致的视力不同程度减退的患者,可延缓视力损害的进一步发展。

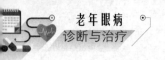

6. 注重防护光损伤。长期反复光照后,黄斑部对光的损伤易感性增加,尤其波长为 400～500 nm 的蓝光,能够产生较强的光毒性作用,是本病的一个危险因素。因此,要提倡对慢性光损伤的防护,尽量不要用眼睛直接去看太阳以及雪地、冰面等强反光物体,更不要长时间观看。白天外出时,应戴墨镜或变色镜,戴遮阳帽或打遮阳伞,以减少对黄斑的光刺激。

7. 改善循环障碍。由于黄斑中央部脉络膜毛细血管的硬化或阻塞可造成脉络膜循环障碍,致使玻璃膜变性、视网膜色素上皮细胞和光感受器膜盘损伤。患者可遵医嘱服用一些具有改善眼部循环的银杏叶片、羟苯磺酸钙、胰激肽原酶、活血散瘀的中药等,可用七叶洋地黄双苷滴眼液,加强眼部血流等。

8. 避免危险因素。如有高血压、高胆固醇血症、糖尿病、心脑血管疾病、肥胖等全身疾病,需积极治疗。

总之,随着我国老龄化社会的到来,年龄相关性黄斑变性已经一个严重影响我国中老年患者生活质量的疾病,患者数日益增加,是一个严重的公共卫生问题,但是通过积极广泛地宣传,增加患者和医师对年龄相关性黄斑变性的意识,通过积极地预防措施以减少严重年龄相关性黄斑变性的发生。

如何改善年龄相关性黄斑变性患者的生活质量

患病后应注重适当休息,避免身体过劳。少用目力,避免视力疲劳。保持睡眠充足及质量,治疗失眠及神经衰弱。尽量不吸烟、少饮用烈性酒。同时，还应注意年龄相关性黄斑变性患者患抑郁症的风险。任何病程的患者需自我监测视力变化，并定期到医院监测病情进展。

对于本病晚期所致的低视力需合理应用光学及非光学的助视器，如放大镜、低视力望远镜、电子阅读器，甚至人工视网膜等，帮助提高中心视力，利用患者的残存视力，提高其工作、学习与生活的能力，以改善患者低视力及盲的生存状态，最大限度地改善患者的生活质量。

视网膜血管疾病

你听说过视网膜动脉阻塞吗

　　视网膜动脉阻塞(Retinal Artery Occlusion, RAO),顾名思义,即由视网膜的动脉发生阻塞引起的疾病。它虽然不是常见病,但却是损害视力极其严重的视网膜血管病。视网膜动脉为终末动脉,供应视网膜内层。它的阻塞可引起相应区域视网膜的急性缺血、缺氧而发生水肿,视细胞迅速死亡,从而导致不同程度的视力骤降,是导致盲目的眼科急症之一。

视网膜动脉阻塞有什么发病特点

　　视网膜动脉阻塞的发病率为1～2/万人。多发生在老年人,特别是伴有心血管疾病的老年人。多为单眼发病,左右眼均可发生,双眼发病少见。男性比女性发病率稍高。发病急骤,视力损害严重。

引起视网膜动脉阻塞的病因及发病机制是什么

　　血栓形成、栓塞或痉挛是视网膜动脉阻塞的原因。

1. 视网膜动脉阻塞多见于动脉硬化、高血压患者,但有时亦可见于手术中或手术后的高眼压、眶内高压等情况。患者多为患有心血管疾病的老年人,偶见于年轻人。视网膜动脉粥样硬化和高血压动脉硬化或炎症时,血管管壁内面粗糙,管腔逐渐呈不规则狭窄,易于形成血栓。栓子有多种类型,如动脉粥样硬化斑脱落、血小板纤维蛋白栓子、脂肪栓子、脓毒栓子、药物栓子、空气、肿瘤碎片、寄生虫及虫卵等。老年人栓子多来源于有病变的颈内动脉或椎动脉;年轻人栓子多来源于风湿性心脏病或细菌性心内膜炎的赘生物,特别是心导管或瓣膜手术后,还有长骨骨折后可能产生脂肪栓子。

2. 全身或局部的炎症性血管病(如颞动脉炎、血栓性脉管炎、结节性动脉周围炎、贝赫切特综合征、视网膜静脉周围炎、葡萄膜炎等)均可累及该动脉,引起动脉内膜增生或水肿,使管腔狭窄、内壁粗糙、狭窄,易于形成血栓。由于血流冲力,管腔狭窄处常留有间隙,当所剩间隙超过原管腔直径的 1/3 时,临床无表现,但在某些因素作用下(如血栓形成、血管痉挛、血流灌注压不足或眼压升高等),此间隙可突然关闭。

3. 痉挛者多发生于血管壁健康的青年人,常合并身体其他部位血管舒缩障碍。急性进行性高血压病、肾性高血压等的动脉痉挛和慢性进行高血压病在全身小动脉广泛硬化基础上的动脉痉挛,均可累及视网膜中央动脉引起其主干或分支的一过性阻塞。在老年人多有心血管病,或伴有血管硬化,有时发病与内源毒素(如流感、疟疾)、外源毒素(如奎宁或铅中毒)、球后麻醉、颌面部注射药物,以及俯卧位全麻手术,使眼球长时间受

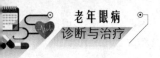
压等有关。

4. 还可见于眼科手术的并发症,如视网膜玻璃体手术、眼眶手术中及术后高眼压、视网膜动脉受压,以及手术直接损伤或刺激产生的应激反应,或患者本身处于失血或休克状态。

视网膜动脉阻塞的好发部位是哪里

筛板和视网膜血管分叉处是阻塞的好发部位。

视网膜动脉阻塞怎样分类

1. 根据阻塞位置不同分为视网膜中央动脉阻塞、视网膜分支动脉阻塞和视网膜睫状动脉阻塞。

2. 根据阻塞程度不同分为完全性视网膜动脉阻塞与不完全性视网膜动脉阻塞。

视网膜动脉阻塞表现出哪些症状

因发生阻塞部位不同而症状各异。临床表现因阻塞位置(主干或分支阻塞)及程度(完全性或不完全性阻塞)而有所不同。

1. 视网膜中央动脉阻塞(CRAO)。视网膜中央动脉属于终末动脉,分支间无吻合,是视网膜内层营养的唯一来源,一旦发生阻塞,视网膜内层血供中断,引起急性缺血,使视功能急剧障碍。本病发病急骤,大多数为单眼,亦可在数日或数年后累及另一眼。患者发病年龄多在 40 岁以上,性别方面无明显差异。表现为一眼无痛性视力急剧下降甚至失去光感。此前可有一过性视力丧失(阵发性黑矇)并自行恢复的病史。

2. 视网膜分支动脉阻塞(BRAO)。则为相应区域的视野呈现暗区。患眼瞳孔中等散大,直接对光反应明显迟钝或消失,间接对光反应灵敏。

视网膜动脉阻塞有哪些眼底表现

视网膜动脉阻塞的眼底表现主要有:

1. 视网膜中央动脉阻塞。主干完全性阻塞时,在大多数病例,视功能立刻或数分钟内完全丧失,瞳孔散大,直接对光反射消失。但有一些病例,在视野颞侧周边尚保留一狭窄的光感区。其原因可能与鼻侧视网膜视部向前延伸多于颞侧,而周边部全层视网膜营养受脉络膜及视网膜动脉双重供养有关。有一些病例,在生理盲点附近也可残留视野小岛。其原因可能是视盘周围视网膜通过 Zinn-Haller 环小分支或后睫状动脉与视网膜血循环吻合后取得血供所致。

检眼镜下,视网膜中央动脉阻塞一开始,视盘仍保持原有色泽,视网膜动脉高度狭窄,血柱颜色发暗,管壁中央反射光变得

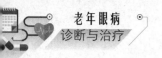

非常狭细,甚或消失,其末梢小分支则已不易见到。静脉管径亦明显变窄,有时血柱断裂成节段状并缓慢移动,整个视网膜,特别是后极部视网膜成乳白色混浊,黄斑中心凹因无视网膜内层,不受视网膜中央动脉血供影响,呈正常的红色,在周围乳白色混浊的衬托下,呈对比显著的圆形或类圆形暗红色或棕红色斑,称为"樱桃红斑"。但也有少数病例,因水肿特别强烈,形成皱襞,掩盖黄斑中心凹而不能看到"樱桃红斑"。如有睫状视网膜动脉,则可保留相应的视网膜功能,在该区域内视网膜局限区域呈一舌形橘红色区域。如有栓子,在视盘表面或在分叉处可见管腔内有白色斑块。阻塞后1~2周,视网膜混浊自周边部向后极部逐渐开始消退,视网膜恢复透明,接近原来的眼底色泽,其内层已陷于坏死萎缩,视功能不可能恢复。视网膜动脉仍极狭窄,管壁变性增厚,可出现白鞘或白线化。静脉管径亦细小,有时可见平行白鞘。后极部眼底常有色素紊乱,即色素小点及脱色小点,呈粗糙的颗粒状外观。视盘褪色苍白,境界清楚,称为血管性视神经萎缩。

视网膜中央动脉阻塞时,偶尔可见视网膜少数出血点,大多在视盘附近。这种小出血点发生于阻塞数周后,可能是新生小血管吻合膨胀破裂或毛细血管因缺氧损害而渗漏所致。如果眼底有较为广泛而浓密的片状或火焰状视网膜出血,则为合并静脉阻塞。

视网膜中央动脉干不完全性阻塞时,视功能及检眼镜下改变亦因程度而异。轻者视网膜动脉管径无明显改变,视网膜混浊轻微,视功能损害亦相对较轻。重者与完全性阻塞相接近。

偶尔能见到动脉内血柱呈节段状离心性缓慢流动。

2. 分支阻塞。视网膜各动脉大小分支均可发生阻塞，以颞上分支阻塞多见。当分支完全阻塞时，该分支管径狭窄，其血供区视网膜水肿混浊，相应处视野突然消失。如果黄斑部亦包括在内，则出现樱桃红斑，中心视力急剧下降。分支不完全阻塞，因阻塞程度而有轻重不等的眼底改变及视功能损害。

3. 视网膜睫状动脉阻塞。很少单独发生。我国大约有15％的人存在睫状视网膜动脉。当视网膜中央动脉主干阻塞时，如果患者存在有此种异常动脉，则因有该动脉血供而仍能保存视盘颞侧一小块颜色正常的视网膜（通常包括黄斑部），并残留部分中心视力。反之，这一异常动脉也可突然发生阻塞，视盘黄斑部视网膜呈舌形苍白、水肿混浊，中心视力急剧下降，并有中心暗点。

视网膜动脉阻塞眼底荧光血管造影（FFA）可以有哪些现象

因造影与阻塞发生相隔时间、阻塞部位和程度的不同，以及阻塞后血循环代偿与重建情况不同，以致造影所见各异。从动脉完全无灌注、充盈迟缓、小分支无灌注直至充盈完全正常均可见到。总的来说，有下列几种表现：

病程早期的荧光造影所见：临床上，在阻塞一开始立即进行荧光血管造影的机会可以说是没有的，所谓病程早期所见，实际

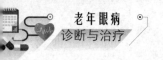
上是指发病数小时或数日后的造影改变。

1. 视网膜中央动脉完全性阻塞时,视网膜动脉无荧光染料灌注,但视盘的毛细血管由睫状动脉供血,却很快有色素充盈,而且明显扩张,形成侧支吻合,并迅速回流于视盘上中央静脉根部,使染料积于静脉主干近端。同时呈现特殊的逆流现象,即染料从静脉主干向视盘外静脉支逆行充盈。

2. 视网膜中央动脉完全性阻塞突然有所缓解,或是视网膜中央动脉不完全性阻塞时,造影所见因造影当时的阻塞程度而异,阻塞较重者表现为荧光充盈迟缓,视网膜动脉完成循环时间,正常眼1~2秒,而在受阻动脉可延长达30~40秒。静脉出现荧光时间也非常缓慢,正常时动脉期至静脉早期相差仅1~2秒,而此时则可延长达30~40秒。静脉荧光暗淡或呈颗粒状,提示血流严重不畅。阻塞程度较轻者,动、静脉充盈时间稍延长或完全正常。

3. 视网膜分支动脉完全性阻塞造影时,可以见到血流至阻塞处突然中断,在该处管壁有荧光渗漏。视网膜分支动脉完全性阻塞的另一指征为逆行充盈。由于阻塞分支末梢端的压力相当低,使毛细血管来的血液回流成为可能,因而在阻塞初期的荧光片上,可见该动脉末梢端染料灌注早于阻塞处近端。

4. 视网膜分支动脉不完全性阻塞,阻塞处管壁无荧光渗漏。该动脉支荧光充盈时间比其他正常分支略延长或完全正常。

病程后期所见:病程后期是指阻塞发生后数周乃至数月后。此时荧光造影在视网膜中央动脉完全性阻塞或视网膜分支动脉完全性阻塞,虽因侧支循环形成,动脉充盈时间恢复正常,但动、静脉管径狭窄、血管鞘膜、侧支管道及毛细血管无灌注区等仍能见到,有时也可发现微动脉瘤,新生血管等异常荧光及视网膜增殖膜等所显假荧光。

视网膜动脉阻塞的诊断与鉴别诊断需注意些什么

有典型的病史和眼底改变者诊断并不困难。需与前部缺血性视神经病变(AION)相鉴别。一般前部缺血性视神经病变视力损害较轻,眼底无黄斑樱桃红改变。多数为部分视野缺损,且缺损区与生理盲点相连。视网膜荧光血管造影(FFA)显示视盘充盈不均,可资鉴别。

视网膜动脉阻塞有何治疗方法

视网膜缺血超过 90 mim 光感受器细胞的死亡将不可逆转,即使恢复了血供,视力仍然会遭受严重破坏而难以恢复,故视网膜动脉阻塞需作为危急症予以急诊处理,尽可能早期抢救以尽力挽回有用视力。要做到这点,就需要患者对视网膜动脉阻塞这一疾病有一定的了解,充分重视并认识到这一疾病的严重危害性,早发现、早诊治。

1. 扩张血管。立即给予球后注射阿托品 1 mg 或妥拉唑啉(654-2)12.5~25 mg,舌下含服硝酸甘油片每次 0.3~0.6 mg,每

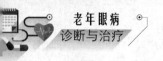

日2～3次,或吸入亚硝酸异戊酯,每次0.2 ml,每隔1～2 h 1次,连续2～3次;静脉滴注葛根素、静脉或肌内注射烟酸、或静脉滴注4%碳酸氢钠或其他全身应用血管扩张剂。

2. 急降眼压。发病数小时以内就诊者,可通过前房穿刺术,迅速降低眼压,将栓子冲向血管远端,减小视网膜受损范围;亦可反复压迫眼球和放松压迫,改善灌注。注射或口服乙酰唑胺以降低眼压,促使血管扩张。

3. 病因治疗。①内科治疗高血压、高血脂或糖尿病等全身疾病;②疑有血管炎症者应给予抗炎药物及糖皮质激素;③血栓形成者用尿激酶、胰激肽释放酶静脉滴注;④给予神经营养药物等支持疗法,如维生素B_1、B_{12}、ATP、能量合剂等;⑤在上治疗的同时,亦可给予吸入95%氧及5%二氧化碳混合气体,或高压氧舱治疗,改善视网膜缺氧状态;⑥活血化瘀之中医中药治疗。

后期治疗:经急诊处理,视功能有所恢复时,连续内服血管扩张剂,如烟酸(0.1 g,一日3次),丹参片(每次3～5片,一日3次)等。亦可用丹参注射液40～60 ml加入低分子右旋糖酐或5%葡萄糖500 ml内,静脉滴注,每日1次,15次为一疗程。

视网膜动脉阻塞可以预防吗

视网膜动脉阻塞发病与全身血管病有关,特别是老年人应控制高血压、动脉硬化,避免紧张、情绪激动等。眼科手术中或术后,应提高警惕,防治发生高眼压,随时监测眼压,一旦发生视网膜动脉阻塞,应及时发现,立即抢救。

视网膜动脉阻塞的预后理想吗

本病对视功能的损害极为严重,是否能挽救部分视功能,取决于就诊是否及时,抢救是否及时,也取决于阻塞的程度、部位、原因。特别重要的是开始治疗的时间,发病后 1 h 以内阻塞得到缓解者,可恢复部分视力;超过 4 h 则很难恢复,几乎全部出现视神经萎缩。由血管痉挛引起者及阻塞不完全者预后较好;分支阻塞较主干阻塞的预后好;阻塞发生于视网膜中央动脉进入视神经硬鞘膜之后与进入视神经纤维束之前,因此处易于迅速建立侧支循环,预后亦优于阻塞发生在进入硬鞘膜处及已进入视功能纤维束内处。

什么是视网膜静脉阻塞

视网膜静脉阻塞(Retinal Vein Obstruction,RVO),顾名思义,即由视网膜的静脉发生阻塞引起的疾病,是临床最常见的视网膜出血性眼底血管病之一,也是较易致盲的眼底病之一,是仅次于糖尿病视网膜病变的第二位最常见的视网膜血管病。

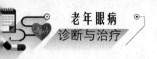
视网膜静脉阻塞的发病特点是什么

大多数发生于50～60岁及以上的老年人,年轻人亦有发病,但较为少见。常为单眼发病,亦可双眼先后或同时发病。发病率随年龄增大而增高。比起视网膜动脉阻塞,视网膜静脉阻塞更为常见,其病程冗长,病程中不断发生变化,虽不如视网膜动脉阻塞发病迅猛,但其所致视力损害的严重程度亦不容轻视。

视网膜静脉阻塞的发病原因有哪些

比较复杂,常由多种因素造成。与全身心血管疾病关系密切。本病合并有高血压者占60%～75%,合并视网膜动脉硬化者70%～90%,合并血液黏度增高者50%～60%,还与高血脂、血液流变学和血流动力学有密切关系。与青光眼也有一定关系,青光眼患者发生视网膜静脉阻塞者占25%～66%;反之,视网膜静脉阻塞患者中有9%～43%合并有青光眼。部分患者心功能不全、颈动脉狭窄或阻塞、大动脉炎、心动过缓、心律不齐、视盘玻璃膜疣等均可能是本病的病因。

引起本病的病因,老年人与青壮年有很大差异,前者绝大多数继发于视网膜动脉硬化,后者则多为静脉本身的炎症。视网膜动脉硬化常见于慢性进行性高血压病或动脉硬化;静脉炎症可由视网膜静脉周围炎(Eales病)、葡萄膜炎症、贝赫切特综合征、结节病、外层渗出性视网膜病变、脓毒性栓子等引起,但临床上找不到明确原因者,亦非少见。

为什么会发生视网膜静脉阻塞

本病的发病机制复杂,目前尚不完全清楚。多数作者认为由动脉供血不足、静脉管壁损害、血液流变学改变及血流动力学改变等多种因素相互影响而成。其中静脉管壁损害可能是主要因素。

1. 动脉供血不足。Hayreh进行动脉实验后指出,视网膜中央静脉阻塞的发生,以动脉供血不足为前提。实验室中,如果只阻断某一静脉则不足以引起临床所见的典型改变,而只有动脉供血也发生障碍后,才能形成临床典型眼底改变。虽然Hayreh的这一学说得到了部分临床工作者的支持,但至今为止,对动脉供血不足引起静脉阻塞的直接证据仍显不足。例如,本病在眼底荧光血管造影(FFA)片上不显示任何动脉阻塞。视网膜血液循环处于一个比较封闭的血管环流径路之中,在静脉阻塞时动脉血流减少,可能仅仅是静脉血回流受阻的一种反映,而不是静脉阻塞的原因,即是果非因。

2. 静脉管壁损害。静脉管壁的损害一般有两种原因:一是受到其邻接处的动脉硬化的波及;二是静脉本身的炎症。两者均可导致管壁增厚、管腔狭窄。动脉硬化还会使内膜及内膜下

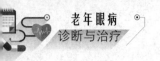

的细胞增生,而炎症则还可使内膜肿胀。细胞增生及内膜肿胀更加重了管腔的狭窄程度,除严重者因内膜与内膜接触直接发生闭锁外,亦可因内膜面粗糙、电荷改变,诱使血小板沉着、凝聚而形成血栓,导致静脉管腔不完全或完全性阻塞。

视网膜中央静脉总干阻塞好发于静脉穿越筛板处,分支阻塞好发于动、静脉交叉处。可能与动静脉在这两种位置都是被一层共同的结缔组织性鞘膜所包绕有关,一旦静脉管腔因上述原因发生狭窄后则不易舒展,而易于发生阻塞。

3. 血液流变学及血液流动力学改变。大多数本病患者有血液成分、血液黏稠度的改变以及血小板凝聚性的增高,使血液通过静脉管径狭窄处更加困难,而血栓更易于形成。

4. 除以上原因外,视网膜静脉阻塞,特别是视网膜静脉总干阻塞(视网膜中央静脉阻塞,CRVO)与高眼压也有一定的联系。据统计,本病同时合并原发性开角性青光眼患者达10%～20%。其原因可能有以下2点:①开角型青光眼患者本身大多具有血液黏度增高的情况;②巩膜筛板的病理凹陷,凹陷较正常变深、增大,可能影响筛板区的中央动脉灌注和静脉回流。其他如心脏代偿功能不全、心动过缓、血压突然降低等均会导致血流缓慢,加速阻塞的形成。

视网膜中央静脉阻塞出现的一系列眼部体征,都是继发于阻塞后视网膜的血液循环紊乱。例如,视网膜出血由静脉血回流障碍、血管壁脆性和血流瘀滞而引起纤维蛋白溶解功能局部亢进所致;静脉怒张迂曲、血柱色泽暗紫由血液回流受阻所致;棉绒状白斑由内层毛细血管床缺血所致;黄白色硬性渗出由血液内脂类物质沉着所致。此外,视网膜水肿混浊、新生血管、血管短路、侧支循环、毛细血管梭形扩张、黄斑囊样水肿以及虹膜出现浓密的新生血管(虹膜红变)等,无一不与此有关。

视网膜静脉阻塞分为哪几类

视网膜静脉阻塞的分类方法很多:

1.按阻塞的原因可分为硬化性与炎症性 2 种。

2.按阻塞部位可分为视网膜中央静脉阻塞、视网膜分支静脉阻塞与视网膜半侧静脉阻塞 3 种。

3.按阻塞程度可分成完全性阻塞与不完全性阻塞 2 种。

4.按有无动脉供血不足可分为缺血性(出血性)与非缺血性(瘀滞性)两种。但部分学者对这一分类法持有异议,认为所谓非缺血性与缺血性阻塞也就是不完全与完全性阻塞。

视网膜静脉阻塞的视功能损害严重吗

视功能损害以阻塞的程度以及是否累及黄斑部而异,轻者可仅有眼前少许黑影。严重者因黄斑受到波及,而出现中心视力的突然或于数日内显著下降,并出现视物变小和视物变形,甚至仅存眼前数指或眼前手动的视力。当发生了静脉阻塞,但仍保持一定的视力时,周边视野常有黑影或有与阻塞区相对应的

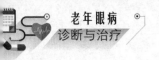

不规则性向心性的视野缩小；中央视野则常因黄斑部及其附近损害而有中心或旁中心暗点。

视网膜静脉阻塞的眼底可出现哪些表现

眼底表现因阻塞的部位和程度不同而各异：

1. 视网膜中央静脉阻塞。眼底改变因病程早晚、阻塞程度不同而有所不同。视盘充血、水肿，边界模糊，为出血掩盖。整个视网膜水肿、混浊，布满大小不等的线状、片状、火焰状的神经纤维层出血。有时也能见到点状或形态不规则的深层出血。视网膜静脉迂曲、怒张，部分被组织水肿及出血掩盖而呈节段状。视网膜动脉因反射性收缩，显得比较狭窄。此外，特别在后极部常可见到黄白色棉绒斑，黄斑部放射状皱褶、星芒状渗出或囊样水肿。视网膜浅层及深层出血是毛细血管、微静脉或较大静脉不耐高压而破裂，以及纤维蛋白溶解功能的局部亢进所致。出血量多时可见视网膜前出血，甚至突破内界膜进入玻璃体腔，形成玻璃体积血，使眼底不能窥入。

2. 视网膜分支静脉阻塞。阻塞以颞上分支最常发生，其次为颞下分支，再次为鼻侧分支。在分支静脉阻塞时，上述各种眼底改变（出血、水肿、渗出、血管扩张迂曲等）局限于该分支引流区域视网膜。但颞上分支或颞下分支阻塞时，亦可波及黄斑部。

3. 视网膜中央静脉的一级分支大多在进入巩膜筛板前已形成静脉总干。但有一部分先天异常者，在穿过筛板后面一段距离后才汇合成中央静脉，所以在球后视神经内存在两根或两根以上的静脉支，故名之为分干。当其中的一支发生阻塞时，称为半侧性视网膜静脉阻塞。

半侧静脉阻塞所引起的病变范围大于分支静脉阻塞，常占整个眼底的 1/2 范围，偶见 1/3 或 2/3 范围。视盘出现与阻塞部位一致的区域性充血水肿。

总之，视网膜中央、分支及半侧静脉阻塞均可因阻塞程度的轻重而有不同的眼底改变。不完全阻塞者，眼底出血量、出血面积、视网膜水肿混浊程度要比完全阻塞者少而且轻，不见或偶见棉绒斑，黄斑部囊样水肿发生率也低得多。静脉阻塞侧支循环逐渐建立后，血液循环有自行缓慢恢复的倾向。3～6个月后，视网膜及视盘水肿消退，出血逐渐吸收。静脉管径恢复原有宽度或宽窄不均，可见平行白鞘或管状白鞘。与阻塞静脉伴行的动脉有继发性硬化，常可见到微血管瘤。视网膜静脉阻塞出血、水肿、混浊严重者，当出血水肿消退后，除常遗留视网膜色素紊乱外，有时可因视网膜内层萎缩而出现颗粒状或斑驳状外观。有时亦可因成纤维细胞增生，而有视盘前膜形成或视网膜前膜形成。视网膜血管后面，有灰白色或略呈黄白色的簇状斑点，此种斑点由脂质沉着而成，形状不一，位于黄斑部者呈星芒状，黄斑边缘者呈半环状。一般出现于阻塞发病后2个月左右，初时与视网膜出血及水肿同时存在，但在出血、水肿消失后仍可残留较长时间，甚至数年后还能见到。3～6个月后视盘和视网膜水肿消退，出血吸收。黄斑部多有色素紊乱或留下花瓣状暗红色斑，或有机化瘢痕形成。

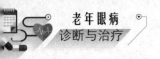

视网膜静脉阻塞侧支循环的自我修复对视力恢复有何影响

视网膜出血、水肿之吸收，有赖于侧支循环的建立，侧支循环来源于视网膜毛细血管扩张，是以最短径路连接阻塞血管与附近开放血管，或阻塞分支本身阻塞段之间形成通道，如同水坝闸门关闭时的泄洪渠道。这种侧支循环在发病之初即开始出现，但因被出血和水肿掩盖而不易发现，待出血和水肿消退后才能见到，呈袢状或螺旋状迂曲。视盘可有睫状视网膜侧支血管形成，呈环状或螺旋状。视网膜中央静脉阻塞、视网膜半侧静脉阻塞，或靠近视盘的视网膜分支静脉阻塞，侧支循环常见于视盘面或其边缘处。

侧支循环形成的早晚以及是否有效，对视功能有直接影响。特别是黄斑部受累时，如果在中心凹与阻塞静脉之间有一早期开放的侧支存在，预后就比较好。即使是一时由于侧支负荷过重而出现出血、水肿，但当出血、水肿吸收后仍可恢复有用视力。反之，如果侧支形成之前，视网膜已有不可逆性损害，则无济于视力的挽救。

视网膜静脉阻塞的荧光血管造影可有哪些表现

荧光血管造影(FFA)所见，亦因阻塞部位(总干、半侧、分支)、阻塞程度(完全性、不完全性)及病程之早晚而有不同表现。

1. 在视网膜中央静脉完全性阻塞的初期,造影早期因视网膜有大量出血病灶,而掩盖了脉络膜及视网膜荧光。在未被掩盖处则可见充盈迟缓的动静脉。造影后期,静脉管壁及其附近组织染色而呈弥漫性强荧光。当荧光到达黄斑周围毛细血管时,如果该处未被出血遮蔽,便有明显荧光渗漏,并逐渐进入、潴留于囊样间隙中。病程晚期,由于视网膜内层毛细血管床缺血而出现无灌注区。无灌注区周围残存的毛细血管呈瘤样扩张。各种异常径路的侧支循环及新生血管,可出现于眼底任何部位,但在视盘面最多见。视盘表面的新生血管有时可以进入玻璃体。新生血管因有明显荧光渗漏可以与侧支循环判别。

2. 视网膜中央静脉不完全阻塞病程初期,荧光造影早期照片上,因出血量少,荧光掩盖面积相应地减少,动、静脉荧光充盈时间延长(特别是动脉)并不明显。静脉管壁渗漏及随后出现的管壁染色与其周围组织染色亦较完全性阻塞者轻。病变累及黄斑部,且无有效侧支循环者,则中心凹周围毛细血管渗漏而出现花瓣状强荧光区(黄斑囊样水肿),或中心凹周围毛细血管拱环破坏而出现渗漏。病程晚期,一般不见无灌注区及新生血管。

3. 视网膜半侧静脉阻塞与分支静脉阻塞荧光造影所见,亦因阻塞之完全或不完全而与总干阻塞时病程早期及晚期相同的表现,但其范围则仅限于该分干或该分支的引流区。此外,有些分支阻塞病例,在病程最初阶段,可以见到该分支的阻塞点处管

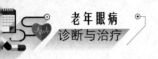
径狭窄及其上流端附近出现是局限性强荧光。

如何诊断和鉴别诊断视网膜静脉阻塞

根据本病的以下特征:沿静脉分布区域的大片出血和静脉高度迂曲扩张,结合荧光血管造影的表现诊断并不困难。但需要与以下眼底病相鉴别:

1. 低灌注视网膜病变。又称静脉淤滞性视网膜病变。由颈内动脉狭窄或阻塞所致,因视网膜长期慢性缺血,视网膜静脉迂曲扩张,视网膜有少量出血和微血管瘤形成。但出血较静脉阻塞者为少,且视网膜动脉压明显降低,常伴有全身症状,如感觉异常、肢体瘫痪等,可以鉴别。

2. 糖尿病视网膜病变。多为双眼发病,出血不如视网膜静脉阻塞者多,且分布不同,主要位于后极部视网膜,伴有微血管瘤、黄白色硬性渗出、可有视网膜新生血管、纤维增殖膜、玻璃体积血,甚至牵拉性视网膜脱离,伴有血糖增高和全身症状,可以鉴别。

3. 高血压视网膜病变。常累及双眼,对称。视网膜动脉硬化性改变(动脉变窄、铜丝或银丝状改变、动静脉交叉压迫症),视网膜出血少,多为火焰状出血,并有渗出、棉绒斑,位于后极部,急进性高血压时还可以表现为双侧视盘水肿,伴有高血压,可以予以鉴别。

视网膜静脉阻塞的治疗应如何进行

本病治疗比较困难,目前尚无确切有效的药物,首先查找全身病因,治疗系统性疾病,眼部重点在预防和治疗并发症。主要以综合治疗为主,如抗血栓治疗、病因治疗和对症治疗等。

1. 抗凝血药。尽管近 20 多年来的某些研究对视网膜静脉阻塞形成机制的"血栓学说"持有异议,但抗凝血药物仍为本病治疗的首选药。①纤溶酶:可用包括尿激酶、链激酶、纤维蛋白溶酶、蛇毒抗栓酶、去纤酶等静脉滴注。其中尿激酶无抗原性,使用前不必作过敏试验,毒副作用较小,故最常用,或口服胰激肽释放酶片。尿激酶:能直接激活血浆及血浆块中的纤溶酶原转变为纤溶酶,提高纤维蛋白溶解能力,从而使血栓溶解。常用剂量为 1 万 IU,加入低分子右旋糖酐注射液 250～500 ml 内静脉滴注或加入生理盐水 20 ml 内静脉注射,每日 1 次,10～15 次为一疗程。亦可以 100～150 IU 溶于 0.5～1 ml 生理盐水内进行球后注射,每日或隔日 1 次,5 次为一个疗程。②抗血小板凝集剂:常用的该类制剂有阿司匹林肠溶片及双嘧达莫。前者可抑制胶原诱导血小板凝集和释放二磷酸腺苷(ADP),有比较持久的抗血小板凝集作用,每日 1 次,饭后服 50～75 mg。后者可抑制血小板的释放反应,从而减少其聚集,每次口服 25～50 mg,一日 3 次。③肝素、双香豆素等亦有抗凝血作用,因其不良反应,现已少用。

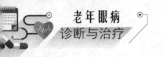

2. 血液稀释疗法。可降低血黏度,改善微循环。等容血液稀释疗法的原理是降低红细胞比容,减少血黏度及改善微循环,由肘静脉抽血 400～500 ml,加入灭菌枸橼酸钠 75 ml 抗凝,高速离心分离血细胞和血浆。在等待过程中,静脉滴注低分子右旋糖酐,然后将分离出来的血浆输回给患者。每隔 2～3 日重复1 次,共 3～6 次。至红细胞压积降至 30%～50% 为止。有血液病(如白血病、严重贫血、血小板减少性紫癜等)、重要脏器疾病(如严重冠心病等)、急性感染性疾病及传染病者禁用。

低分子右旋糖酐(分子量 1 万～4.5 万)静脉滴注,每日 1 次,每次 500 ml,10～15 次为一疗程,也是一种血液稀释疗法。除能降低血黏度外,还能改变静脉管壁内膜损害处的电荷,阻止血小板凝集。

3. 活血化瘀中药治疗。活血祛瘀中药,均有一定的抗血凝、抑制血小板聚集、扩张血管、提高组织缺氧耐受性、降低毛细血管通透性、改善视网膜微循环等作用。①川芎嗪注射液:40～160 mg 加入 10% 葡萄糖注射液或生理盐水,或低分子右旋糖酐250 ml 静脉滴注,每天 1 次,10 次为一个疗程,可连续治疗 2～3 个疗程。②葛根素注射液:200～400 mg 加入 10% 葡萄糖注射液或生理盐水 250 ml 静脉滴注,每天一次,10 次为一个疗程,可连续治疗 2～3 个疗程。③丹参注射液:4～12 g 加入 10% 葡萄糖注射液或生理盐水 250 ml 静脉滴注,每天一次,10 次为一个疗程。④血栓通注射液:为三七的提取液 70～210 mg 加入 10% 葡萄糖注射液或生理盐水 250 ml 静脉滴注,每日 1～2 次,10 次为一个疗程,可连续治疗 2～3 个疗程。⑤中药复方和片剂:如血府逐瘀汤、补阳还五汤或通窍活血汤。

4. 激光光凝。激光光凝能减少毛细血管渗漏,从而减轻水肿,促进渗出吸收,特别是阻止渗漏液进入黄斑部引起囊样水肿。光凝封闭无灌注区,可预防新生血管形成或封闭已形成的新生血管,以减少视网膜出血及玻璃体积血的机会。激光光凝对本病治疗的机理在于光凝破坏了视网膜色素上皮层的屏障功能,视网膜神经上皮层与脉络膜之间产生交通路径,使病理产物排入脉络膜循环中去;激光光凝毁坏了病变区内仍然存活的视网膜组织,从而减少组织缺氧状态,并减轻视网膜血管的病理性反应;光凝直接作用于血管壁,使其渗透性趋向正常。

一般在发病3个月后无治愈倾向者,根据眼底荧光血管造影(FFA)结果对视网膜的病变区进行激光光凝,或许可以保留部分残余视力。如视网膜荧光血管造影显示较大面积缺血区,应行广泛视网膜光凝术,以防止在视盘、视网膜和虹膜形成新生血管,避免因而继发新生血管性青光眼、增殖性玻璃体视网膜病变而导致全盲。

5. 病因治疗。青年患者炎症所致视网膜静脉阻塞者,应用激素可减轻水肿改善循环。降血脂、降血压、降低眼压等病因治疗。

6. 对症治疗。已发生玻璃体积血,3个月后仍不吸收或已发生牵拉性视网膜脱离者,应行玻璃体切割术。术中同时行病变区或全视网膜光凝,防治术后复发出血。

7. 抗VEGF药物。近年来,临床上应用玻璃体内注射抗VEGF药物治疗黄斑水肿取得了巨大进展,疗效确切,水肿迅速

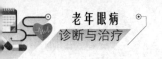
消退,视力改善。但易复发,需根据病情进行个体化定期玻璃体内注射抗 VEGF 药物治疗,是目前治疗视网膜静脉阻塞黄斑水肿最为有效的方法。

视网膜静脉阻塞会有哪些并发症和后遗症

1. 黄斑部病变。黄斑囊样水肿是本病最常见的并发症,也是视力降低的主要原因。囊样水肿消退很慢,最终留下囊样瘢痕。黄斑尚可形成前膜、色素增殖、甚至裂孔形成。

2. 新生血管及其并发症。除黄斑分支静脉阻塞及非缺血型之外,其他各型晚期,尤其是视网膜中央静脉或视网膜半侧静脉完全性阻塞时,视网膜内层毛细血管床(包括毛细血管前微动脉、毛细血管、毛细血管后微静脉在内的整个末梢循环单位)血流阻断呈大片缺血区,为检眼镜下所见棉绒斑形成的基础。病程后期,棉绒斑消退,视网膜在无灌注缺血区边缘部形成周围出现网状或卷丝状新生血管。新生血管极易反复出血,大量出血进入玻璃体腔,则形成玻璃体积血、混浊继而机化,牵拉视网膜,最终形成牵拉性视网膜脱离。部分病例可发生虹膜新生血管(虹膜红变),当新生血管蔓延至前房角,进入小梁网堵塞房角,则导致新生血管性青光眼,出现眼压增高,角膜水肿,瞳孔散大,视力很快丧失。一般认为最早可于原发病发作后 3 个月发生,但年轻患者倾向更早发生新生血管性青光眼,甚至在发病后 1 个月内。牵拉性视网膜脱离和新生血管性青光眼均为严重的致盲原因。

如何评价视网膜静脉阻塞的治疗效果

1. 治愈。眼底血液回流改善,视网膜出血基本吸收,视力增进。
2. 好转。视网膜出血部分吸收,视力略有好转。
3. 未愈。视网膜出血无吸收或部分吸收、视力无好转或出现并发症。

视网膜静脉阻塞如何预防

治疗心脑血管疾病,控制高血压、糖尿病、动脉硬化、高血脂、高血黏度、血管炎等全身疾病,治疗青光眼,降低眼压。建议有上述基础疾病者每半年检查一次眼底,如有视力下降、视野缺损等应及时到医院眼科诊治。

视网膜静脉阻塞的预后好吗

本病预后因视网膜静脉阻塞的原因、部位、程度等而有很大差异。

1. 就发病原因而言,炎症引起的阻塞由于血管壁与内膜肿

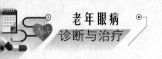

胀是可逆的,不同于因动脉硬化波及而引起的阻塞,后者静脉管壁增厚、管腔狭窄是由内膜下及内膜细胞增生所致,是不可逆的,故炎症性阻塞的预后优于硬化性阻塞。

2. 就阻塞部位而言,视网膜分支静脉阻塞优于视网膜半侧静脉阻塞,视网膜半侧静脉阻塞又优于视网膜中央静脉阻塞。

3. 就阻塞程度而言,不完全性(非缺血性)优于完全性(缺血性)阻塞。

当然,对以上各项预后的估计,都不是绝对的。例如,是否能早期形成有效的侧支循环,是否能得到及时合理的治疗等,均直接影响预后。黄斑部出现水肿,短期内没有消退者,势必严重损害中心视力。特别是视网膜中央静脉完全性阻塞,荧光造影见大片无灌注区者,不仅致盲率高,而且新生血管性青光眼的并发率亦高,预后极为恶劣。

健康中国·家有名医丛书
总书目

第一辑

第二辑